동의보감 치료방법

내 병은 내가 고친다

동의보감 치료방법

내 병은 내가 고친다

2015년 3월 20일 초판 인쇄

2018년 3월 25일 재판 발행

감 수 허 택

발행처 문지사

발행인 홍철부

등록일자 1978년 8월 11일

출판등록 제3-50호

주소 서울특별시 은평구 갈현로 312

전화 | 영업부 02)386-8451(代)

편집부 02)386-8452

팩 스 02)386-8453

정가 15,000원

우리나라 의방서(醫方書)는 조선시대에 들어와서 의인(醫人)들이 집대성한 향약집성방(鄕藥集成方)과 중국 의술 의방(醫方)을 수집 정리한 의방유취(醫方類聚)를 대표적인 의학서로 들 수 있을 것이다.

그러나 두 책은 너무나 방대하여 당시 궁중에 설치한 내의원·전의원·혜민서 등의 의료기관을 위시하여 관계기관에서만 이용할 수 있습니다. 그러므로 당시 의료에 종사하고 있는 사람들은 간략하고 실질적으로 필요한 의료기술의 임상서가 요청되었으며 진전을 보지 못하다가 임진왜란과 정유재란을 거치면서 사상자가 유래 없이 많았던 백성들의 질병을 치료하기 위한 의방서를 편찬하여야 할 시대적 요구에 직면하게 되었다.

이러한 현실에 고민하던 조정은 선조 29년에 태의(太醫) 허준(許浚)이 왕(선조)의 명을 받들어 전란 중에서도 중단하지 않고 십여 년간에 걸쳐 광해군 2년에 완성한 의방서 중 가장 이름 높은『동의보감』이다.

이것은 그 당시 획기적인 종합의서 출판으로 현대의학도 그 편집 내용을 살펴보면 현대 임상학에 버금가는 것으로 질병을 각 분야별로 분류했다는 점이다.

즉 내과·외과·부인과·소아과에 이르기까지 그 치료 방법과 약의 처방은 아주 상세히 기록하고 있다. 그 당시에 말할 것도 없고 오늘날 의료법에 종사하고 있는 의료인으로서 경탄을 금할 수 없다.

오늘날처럼 의료시설이나 의술이 전혀 보급되지 않은 옛날에는 산골이나 도읍할 것 없이 전문인의 진료를 받을 수가 없었다. 그 대신 대부분의 가정에서는 경험적으로 전해 내려오는 가정요법과 민간요법이 있어서 이를 근거로 하여 자가 치료를 했던 것이다. 이들 자가 치료 가운데는 뛰어난 효과를 나타내는 것도 많았으나 오늘날 서양의학이 자리 잡으면서 과학적인 분석도 거치지 않고 무가치한 것으로 치부되거나 사장되어 버렸다.

그러나 가정요법과 민간요법 중에는 실험을 통해 취사선택해서 잘 활용하면 유효한 요법이 많이 있다.

한방은 우리 민족과 함께 수천 년 역사를 가지고 있는 경험의학이다. 한편 한방요법은 이제 전 분야에 걸쳐 획기적인 성고를 나타내고 있으며, 그 심오한 효능들이 임상실험을 통해 입증되고 있다.

이에 힘입어 「동의보감」에 나타난 질병을 종목별로 뽑아 증상과 치료 방법을 요약하여 엮어 보았다.

이 책의 내용이 많이 부족하지만 독자들의 건강증진에 도움이 되었으면 하는 것이 엮은이의 바램이다.

2015년 2월

엮은이 씀

| 목 차 |

이런 증상은 이렇게 고쳐라

방중술(房中術)과 양생법(養生法)

동의보감 자연약술의 효능 만드는 법

「동의보감」(東醫寶鑑)과 허준(許浚)에 대하여

001 두통이나 현기증이 반복된다.

뇌졸중(中風)

이런 증상을 확인하라!

갑자기 의식을 잃고 쓰러지기도 하고 반신에 마비가 온다. 때로는 구토증이 일어나며 혼수 상태에 놓이게 되는데, 대개 그 전조 증세로 심한 두통이 따른다.

먹어야 할 좋은 식품

사과, 생강, 솔잎, 무, 쇠비름, 새우, 검은콩, 야자열매

동의보감 치료방법

- 새우 한 근에 생강, 파, 된장을 함께 끓여 먹는다.
- 검은 콩을 물에 푹 삶아서 국물을 낸 다음 그 국물을 엿처럼 졸여서 수시로 조금씩 입에 넣어준다.
- 수컷 오골계 한 마리에 파뿌리 한 줌 정도를 썰어 넣고 끓여서 공복에 국물만 마신다.
- 방풍[1], 배잎, 오이덩굴, 진득찰(희첨), 시호, 감초와 같은 양의 창포, 행인, 호박을 달여 하루 3회 정도 복용한다.

---

1) **방풍(防風)** : 산형화목 미나리과의 세해살이풀. 건조한 모래흙으로 된 풀밭에서 자라며 높이는 약 1m이다. 가지가 많이 갈라진다.

- 개구리 삶은 것, 검정콩 볶은 것, 꽁치 구은 것, 굼벵이를 참기름에 볶은 것, 닭 속에 지네를 넣고 고은 것, 들깨기름, 미꾸라지 고은 것을 하루 세 차례씩 복용하면 특효가 있다.
- 무즙에 물엿이나 수수엿을 녹여 마신다.
- 중풍으로 허약해진 몸에는 염소 밥통 1개에 멥쌀 2홉과 후추, 파, 생강을 넣고 죽을 쑤어 먹으면 효과가 있다.
- 음료는 사과즙, 생강즙 및 녹차 등이 있다.
- 배, 북어, 생파나 열매씨 등도 중풍에 효과가 좋다.
- 무생체를 현미와 섞어 압력밥솥으로 지은 밥을 그늘에 말린 다음 미리 건조시켜 놓은 차조기잎[2]으로 가루를 쳐서 매일 복용하면 효과가 있다.
- 일 년 가량 꾸준히 복용하여 뇌졸중에 의한 반신불수를 고친 예가 있다.
- 밥 반찬으로는 쇠비름을 주제로 한 나물, 국, 된장찌개, 튀김(튀길 때 해바라기 기름을 쓰면 더욱 좋다)과 양파를 주재료로 하면 매우 효과적이다.
- 야자열매의 속살이나 코코넛오일, 호박(특히 동지 때 수확한 것), 해바라기씨 기름을 꾸준히 복용하면 효과가 좋다. 이런 식품은 중풍 예방에도 효과적인 식품이다. 야자열매 상식하는 열대지

---

[2] **차조기** : 꿀풀과의 한해살이풀. 들깨 비슷한데 잎은 자주빛이며 방향(芳香)이 있음. 줄기는 모가 졌고 높이는 30~100cm 정도이며 가을에 자주빛 꽃이 피고 열매는 둥글다. 한방에서 약재로 씀. '자소'라고도 한다.

방 사람은 중풍환자가 거의 없다고 한다.

- 방풍, 배 잎, 오이덩굴, 진득찰[3], 시호[4], 감초와 같은 양의 창포, 행인[5], 호박을 달여서 하루 3회 정도 복용한다.
- 중풍 예방에는 뽕나무 가지를 잘게 썰어서 헝겊 주머니에 넣고 900cc 가량의 청주로 반량이 되도록 달여 작은 잔으로 한 잔씩 마시면 좋은 효과를 얻을 수 있다.
- 무즙, 생강즙, 물엿을 함께 혼합해서 마신다.

---

3) **진득찰** : 국화과의 한해살이풀. 들, 길가에서 자람. 높이 약 60cm. 잎은 좀 작고, 여름에 황색 꽃이 핌. 과실은 약용.

4) **시호(柴胡)** : 미나릿과의 여러해살이풀, 산지나 들에 남. 줄기 1m 가량, 잎은 선형(線形), 초가을에 황색꽃이 핌. 마른 뿌리는 약용으로 씀.

5) **행인** : 살구의 씨로 주로 약용으로 씀. 또한 여성의 피부미용에도 좋은 것으로 알려져 있다. 살구는 7월에 황색 또는 황적색으로 익으며 맛이 시고 달다.

동맥경화증(動脈硬化症)

이런 증상을 확인하라!

혈전증과 같은 급성 동맥폐쇄증을 제외하고는 반복되는 증상과 징후는 점진적으로 발현한다. 가장 흔히 나타나는 증상으로는 운동 중에 통증, 경련, 감각 상실 또는 근쇠약증이 나타나는 간헐적인 파행 절뚝거림이 있다. 한편 증상이 진행되는데 따라 언어장애, 반신불수, 보행장애 등이 따르게 된다.

먹어야 할 좋은 식품

검은콩, 양파, 다시마, 오매, 사과, 레몬, 옥수수

동의보감 치료방법

- 두시[6](약전국) 20그램, 옥수수 50~60알, 검은콩 15알을 함께 물로 달여 하루에 3~4회에 나누어 복용한다.
- 오매(烏梅)[7], 레몬, 사과 따위와 같은 신과일이나 꿀, 로열 젤리 등을 섭취하면 매우 효과가 좋다.

---

6) **두시**(약전국) : 콩을 찌거나 삶아서 소금과 생강 등을 섞어 띄운 약. 상한(傷寒), 두통 · 학질 등에 발한제로 씀.

7) **오매(烏梅)** : 껍질을 벗기고 짚불 연기에 그슬려서 말린 매실. 설사, 기침, 소갈에 쓰임.

003 근육통으로 당기면서 무거운 감이 든다.

견비통(肩臂痛)

이런 증상을 확인하라!

어깨 질환으로써는 극심한 통증을 유발하는 증상 중에 하나인데, 초기에는 어깨의 움직임에는 지장이 없고 단지 통증만 있다가, 차차 어깨의 움직임에 지장이 오면서 일상생활이 어려워진다. 잠을 잘 때에는 통증이 있는 쪽으로 돌아눕지도 못한다. 어깨 주변의 근육은 과도하게 긴장함으로써 근육이 뭉치는 현상이 나타나는데 증상이 심해지면서 목과 팔, 손가락까지 통증이나 마비되는 느낌이 오기도 한다.

먹어야 할 좋은 식품

무, 꽈리, 수선뿌리

동의보감 치료방법

- 무를 갈아서 소금을 약간 넣고 헝겊에 싸서 결리는 곳에 놓아주면 효과가 좋다.
- 꽈리를 짓찧어서 발라도 효과가 있다.
- 수선의 뿌리를 짓찧어서 초를 약간 넣고 밀가루로 반죽을 하여 문창호지에 두껍게 편 다음 결리는 곳에 붙이면 낫는다.
- 견비통이나 근육통에는 모래찜질을 하면 효과를 얻을 수 있다.

004 척추골 요추에 통증이 있다.

요통(腰痛)

이런 증상을 확인하라!

추간판탈출증은 척주 마디 사이의 핵이 옆으로 튀어나와서 말초신경의 뿌리를 누르게 되어 요통과 통증이 온다. 이와 같이 신경을 눌러서 동통이 오는 경우에는 잘 때에도 별안간 통증을 느끼게 되는데 말단의 신경 뿌리 근처에 이상이 있기 때문이다.
넓은 의미에서는 경완증후군에 준하는 것으로서 축수, 특히 척추골의 요추에 원인이 있는 경우가 많다.
또 신장이 나쁜 경우에도 통증이 있으므로 정형외과에서 이상이 없을 때는 내과에서 검사를 받아볼 필요가 있다. 정신적인 것이 원인이 되는 경우도 흔하므로 꾀병이라고도 한다.

먹어야 할 좋은 식품

겨자, 결명자, 자라, 염소 뼈

동의보감 치료방법

- 자라 껍데기를 볶아 가루를 내어 술에 1순갈씩 타서 1일 2회 복용한다.
- 가지가 달려 있는 한 그루의 가지 묘를 뽑아서 불에 깨끗이 태운 다음 가루를 만들어 1회 2돈씩 따뜻하게 데운 술로 복용하면 효

과가 좋다.

- 겨자 가루를 물에 개어 붙이면 즉효하다.
- 콩 6되를 물에 불렸다가 볶아서 식기 전에 자루 2개에 나누어 넣은 다음 번갈아 허리에 댄다(이때 자루 하나는 찜통 같은데 넣고 가열해서 바꾸면 좋다).
- 염소 등뼈를 자주 고아 먹거나 염소 콩팥을 불에 구워 먹으면 효과가 좋다.
- 결명자 10g과 뽕나무가지 잘게 썬 것 15g을 함께 300cc의 물로 반량이 되게 달여 차처럼 마신다.
- 연호색 괴경(塊莖)[8]을 가을에 채취하여 말려서 쓴다. 1일량 3~5g을 물로 달여 마신다.
- 과피(과일 껍질)와 목통(木通)[9]의 줄기를 그늘에 말린 것 3.75g을 2홉의 물에 넣고 1홉이 되게 달여서 그 물을 넣고 환부를 하루 10번 이상 씻어내면 찜질을 하는 것과 같아서 특효가 있다.
- 토당귀(土當歸)[10]와 독활(두릅 뿌리)의 뿌리를 캐어 그늘에 말린 것을 물에 24시간 가량 담갔다가 꺼내서 껍질을 벗겨 햇볕에 말린 다음 3홉의 물에 넣고 2홉이 될 때까지 달여 하루에 두 차례씩 공복에 복용하면 특효가 있는데 치료가 될 때까지 계속적으로 복

---

8) **괴경(塊莖)** : 덩이줄기(감자, 토란, 돼지감자 따위)

9) **목통(木通)** : 으름 덩굴. 산기슭의 숲속에 남. 잎은 손꼴겹잎이며 늦봄에 연한 자주색 꽃이 핌. 긴 타원형인 육질의 삭과는 가을에 익어 갈라지는데 맛이 좋음. 오줌을 잘 나오게 하는 작용이 있어 부증에 씀.

10) **토당귀(土當歸)** : 땃두릅나무. 메두릅의 뿌리

용해야 한다.

- 수세미를 불에 구워 가루로 만들어 소주 한 잔에 타서 새벽마다 복용을 한다. 1회에 복용하는 약의 분량은 375g이 적당하다.
- 소주에 마늘을 이겨서 넣는 것이나, 솔잎과 초와 계자를 섞어 갠 것을 환부에 자주 찜질하면 통증이 풀리면서 낫는다.
- 찔레와 지네 2마리를 당호박에 3홉의 물을 넣어 2홉이 되게 달여서 하루 세 차례씩 장복하면 특효가 있다.
- 찔레 뿌리를 찧져 초를 약간 섞어서 밀가루에 이겨서 상처에 하루 한 차례씩 3~4일만 붙여주면 속치가 되며, 이 약은 디리 이픈데도 큰 효과가 있다.
- 적핵, 속중 각 70g을 가루로 만들어 매일 식전마다 따끈한 술 한 잔 속에 넣고 소금을 약간 타서 4~5일간만 복용하면 특효가 있다.

005 가슴이 두근거리고 숨이 가쁘다.

고혈압증(高血壓症)

이런 증상을 확인하라!

일반적인 자각 증상은 두통, 머리가 무겁다, 어깨가 뻐근하며 현기증이 난다. 가슴이 두근거린다, 숨이 가빠진다, 귀울림이 계속된다. 이런 경우의 고혈압증은 과로, 과음, 근심, 스트레스 등이 원인이 되어 일시적으로 혈압이 올라가는 경우가 많고 기능성 고혈압증으로 불리고 있다.
한편 자각 증상을 모르고 있다가 우연한 기회에 발견되는 고혈압을 본태성(本態性) 고혈압증이라고 하는데 그 원인에 대해서는 아직 확실히 모른다.

먹어야 할 좋은 식품

미나리, 마늘, 쑥, 결명자, 솔잎, 감나무잎, 차조기잎, 대추, 뽕나무잎, 명아주

동의보감 치료방법

- 혈압이 높아지면서 신열이 날 때는 미나리로 생즙을 내어 마시면 효과가 있다.
- 마늘, 쑥 3g을 1회 양으로 하여 3홉의 물로 반량이 되게 달여 1회 3일씩 복용한다.
- 차조기잎을 그늘에 말려 차 대신 달여 마시면 효과가 있다.

- 대추, 정가(荊芥 : 형개)[11]는 혈액순환을 돕는다.
- 냉이 전초(全草 : 잎 · 뿌리 · 줄기)를 하루에 20g씩 물로 달여 장복하면 효과가 있다.
- 결명자와 삼백초[12] 각 10g씩을 함께 물로 달여 차 대신으로 마신다.
- 솔잎 50본 가량을 깨끗이 씻어 1cm길이로 잘라서 짓찧은 다음 2술잔(작은 잔) 가량의 물을 붓고 짜서 매일 공복에 3회씩 복용하면 매우 효과가 있다.
- 감나무 잎을 달여서 매일 차 대신 마신다. 떫은 감으로 즙을 내어 무즙을 타서 마신다. 처음에는 하루 1회에 10g가량을 마시고 병세에 따라 차차로 양을 늘린다.
- 양파의 갈색 껍질을 물에 달여서 하루에 두 차례씩 1회에 5g정도를 복용한다.
- 건독첨의 잎과 줄기를 깨끗이 씻어서 말린 다음 술과 꿀을 넣고 시루에 9번을 되풀이 하여 쪄서 말리되 가루를 만들어서 반죽한 다음 환으로 지어 한 번에 50알씩 먹는다. 이와 같이 한 달 가량만 계속하면 치유가 된다.
- 귤껍질, 당귀, 오가피를 각각 100g씩 백주(白酒 : 막걸리) 15g 속에 3일 동안 담갔다가 아침 저녁으로 따뜻하게 데워서 먹는다.

---

11) **정가(荊芥 : 형개)** : 명아주과의 한해살이풀. 줄기는 사각형에 높이 1m 가량. 여름에 담홍 백색 순형화가 피고 씨가 익으면 줄기·뿌리는 말라 죽음. 잎과 줄기는 산후의 약재로 쓰임.

12) **삼백초(三白草)** : 삼백초과의 여러해살이풀. 길가, 도랑, 숲에 많이 나는데. 높이 50~100cm. 잎은 심장형. 초여름에 흰 꽃이 핌. 줄기와 잎을 달여 이뇨, 구충제로 씀.

- 홍화[13], 모밀잎을 달여서 하루 세 차례씩 복용하는데 한 번에 한 컵씩 5일 정도 복용하면 특효가 있다.
- 뽕나무 껍질과 율무씨를 달여서 공복에 장복하면 특효가 있다.
- 창출(국화과의 여러해살이풀)을 말린 것 19g에 3홉의 물을 붓고 2홉 가량이 되게 달여서 하루에 세 차례 나누어 공복에 장복하면 특효가 있다.
- 그늘에 말린 삼백초 전초(全草) 10~20g을 1일 양으로 하여 계속 달여 마시면 효과가 있다.
- 말린 명아주 전초 20g 가량을 물로 달여 두 번에 나누어 식간에 복용하면 효과가 있다.
- 푸른 솔잎을 생식하듯 씹어 먹는데 하루에 200개 정도를 공복에 장복한다. 처음에는 먹기가 고약하지만 조금씩 먹어보면 차츰 습성화되어 먹기가 괜찮다.
- 뽕나무잎을 말려서 달여 마시면 효과가 좋다.
- 박속을 푹 삶아서 한 번에 한 컵씩 2~3회를 복용하되 10여 일 복용하면 특효가 있다.
- 하고초[14]를 달여서 1회에 한 컵씩 세 차례를 복용하되 5~6일간 복용한다.

---

13) **홍화(紅花)** : 잇꽃. 국화과의 두해살이풀. 한여름에 적황색의 꽃이 줄기와 가지 끝에 핌. 종자는 채유용. 꽃은 약재로 씀.

14) **하고초(夏枯草)** : 제비꿀의 줄기와 잎. 피부병 · 부인병 · 황달 등의 약재로 쓰임.

006 지각(知覺), 율동, 언어 등에 장애가 나타난다.

뇌연화증(腦軟化症)

이런 증상을 확인하라!

갑작스럽게 나타나는 편측마비, 안면마비, 감각 이상, 구음장애(발음이 어눌해지는 현상) 등이 발생한다. 그러나 허혈성 뇌졸중의 증상은 폐색된 혈관이 뇌조직의 어느 부위에 혈류를 공급하고 있었는지에 따라 매우 다양하게 발생한다. 운동기능 및 감각기능 이외에도 실인증, 실어증이 첫 증상으로 나타나기도 한다. 갑작스런 시력 장애 및 의식 소실 등의 증상을 보이면서 허혈성 뇌졸중으로 발생할 수 있다. 이러한 다양한 증상이 허혈성 뇌졸중에서 모두 발생할 수도 있지만, 일부 증상만 나타나는 경우도 있다.

먹어야 할 좋은 식품

뽕나무, 계란, 매실

동의보감 치료방법

- 뽕나무 뿌리를 달여 차 대용으로 장복하면 효과를 얻을 수 있다.
- 잘 익은 개다래나무의 열매를 끓는 물에 잠깐 담갔다가 꺼내 말린 다음 1일 10g씩 물에 달여 마신다.
- 뽕나무 가지를 잘게 썰어 차 대용으로 달여 마시면 효과가 있다.
- 평소에 꾸준히 차처럼 마시면 중풍 예방에 도움이 된다.

- 달걀 1개를 식초에 타서 매일 마신다.
- 송엽주(松葉酒)나 송실주(松實酒)를 상용하거나 또는 오매(烏梅)로 차를 달여 매일 수시로 조금씩 마시면 효과가 좋다.

도움말 · **소변의 성분과 효능**

① 한방에서는 소변을 상약(上藥)으로 취급하였다. 누구의 것이라도 효과가 있으나, 특히 건강한 사내아이의 소변을 가장 좋은 것으로 여겼으며 소변 중에 중간 소변이 좋다고 한다.

② 소변은 토혈과 내출혈에 좋으며, 폐를 강하게 하고 담을 없애고, 목의 통증을 진정시키며 강장효과가 있다고 전해진다.

③ 산후 쇠약에, 혼비, 내출혈에 의한 심장 쇠약에 효과가 있으며 한방 생약과 함께 섞어 마시면 더욱 효과가 있다. 소변에 달걀을 섞어 마실 수 있다.

④ 소변은 역사적으로 의학적인 뇨요법이 인정 받고 있으나 불결하다는 선입견으로 취급하지만, 소변은 무균 청결한 것으로 입증되어 있다.

⑤ 소변은 혈액을 정화시키며 면역력을 높여준다. 자신의 소변을 마시는 것은 자기 몸의 암세포를 경험해본 경험이 있는 가장 유력한 항체를 다시 마시는 것이다.

⑥ 소화에서 암까지 모든 질병에 효과를 준다. 피부와 혈색을 좋게 하고 모발 수가 증가하여 검어지며 사마귀와 점이 없어지고 여드름과 피로 회복에도 효과가 있다.

007 가슴 심장을 중심으로 극심한 통증이 있다.

심근경색증(心筋梗塞症)

이런 증상을 확인하라!

환자는 대부분 갑자기 가슴이 아프다고 호소한다. 대개 '가슴을 쥐어짠다', '가슴이 쎄한 느낌이 든다'고 호소하며 주로 가슴의 정 중앙 또는 약간 좌측이 아프다고 호소하는 경우가 대부분이다. 그러나 이러한 증상 없이도 '명치가 아프다' 또는 '턱끝이 아프다'고 호소하는 경우도 있다.
협심증보다 한층 더 심한 발작이 길게 계속되면서 통증이 매우 심하다.
너무나 고통이 지나쳐서 불안감이나 죽음에 대한 공포감이 들면서 호흡곤란을 일으킨다든가 혈압이 낮아지던가 또는 치아노제 반응을 일으키게 되는 수가 많다.
침묵의 살인자란 별명을 가지고 있는 심근경색증은 무서운 병으로 초기에 적절한 대응을 못한다면 돌이키기 힘든 상황에 이르게 된다.
아래와 같은 증상이 있다면 지체 없이 병원에 가야 한다.
1. 호흡 곤란의 답답증,
2. 속 메슥거림과 구토 구역증,
3. 쇼크와 스트레스,
4. 발열이 심한 증상 등이 전조증으로 온다.

먹어야 할 좋은 식품

오이, 양파, 계란, 꿀, 솔잎, 수세미, 오징어

동의보감 치료방법

- 양파로 여러 가지 음식을 만들어 먹는다. 양파에는 항의혈제의 성분이 함유되어 있어 많이 먹을수록 효과적이다.
- 생계란을 매일 1개씩 초에 타서 마시면 효과가 있다.
- 오징어 먹물을 초에 타서 마시면 효과가 좋다.
- 돼지 염통을 삶아 지방은 빼고 근육만 조금씩 먹는다.
- 꿀이나 로열 젤리를 매일 조금씩 음용한다.
- 신 것이 유효하므로 식초(사과식초)를 10배의 물로 희석해서 하루 1~2회 마시면 효과가 좋다.
- 푸른 솔잎 한 줌 가량을 짓찧어 물을 부은 다음 꼭 짜서 즙을 내어 세 번에 나누어 하루에 마신다.
- 오이의 전초(뿌리, 줄기, 잎)를 물로 달여 마신다. 생것이 없는 경우에는 한약 건재상에서 말린 것을 구입할 수 있는데, 이것을 사용해도 좋다.

008 눈앞이 아물거리며 어지럽다.

현기증(眩氣症)

이런 증상을 확인하라!

1. 어지럼증 – 빈혈의 대표적 증상
2. 두통 – 산소공급이 원활하지 않으면, 뇌의 산소가 부족하여 두통이 올 수 있다.
3. 피곤함 – 갑작스럽게 기운이 떨어지고 몸이 무거워진다.
4. 창백한 얼굴 – 얼굴에 핏기가 없다. 적혈구의 수가 부족해서 오는 현상. 입술과 손톱 등의 색이 창백해지기도 한다.
5. 구토, 기억력 감퇴 – 빈혈의 증상이 심해지면 발병하는 증상이다.

먹어야 할 좋은 식품

두부, 콩, 생선, 간

동의보감 치료방법

- 산노자 열매를 말려서 볶은 다음 공복에 하루 2~3차례 먹으면 효과가 있다.
- 천궁[15] 7.5g을 5홉의 물에 넣고 3홉 정도가 되게 달여서 차와 같이 수시로 마시는데 계속적으로 복용하면 좋은 효과가 있다.

---

[15] **천궁이(川芎二)** : 미나리과의 여러해살이풀. 줄기 높이는 30~ 60cm. 가을에 흰 다섯잎 꽃이 핌. 뿌리는 두통 · 울기의 치료약으로 쓰임.

- 소골이나 자라를 생으로 먹거나 아니면 양념을 하여 먹어도 즉효가 있다.
- 무생즙을 내어 코 속에 2~3방울을 넣는데 하루 두 차례씩 4~5일간 계속하면 특효가 있다.
- 방풍(산형과의 여러해살이풀) 뿌리를 캐어 깨끗이 말린 것 3.75을 3홉의 물에 넣고 2홉 정도가 되게 달여서 2일분으로 나누어 하루 세 차례씩 복용을 하면 특효가 있다.
- 국화, 백작약, 벽오동 등을 달여서 1회에 반 컵씩 4~5일간 계속 복용하면 좋은 효과를 얻을 수 있다.

009 얼굴이 창백하고 현기증이 나며 숨이 가쁘다.

빈혈증(貧血症)

이런 증상을 확인하라!

혈액 속에 들어있는 적혈구가 감소되어 있는 상태를 빈혈이라고 한다. 빈혈의 원인은 여러 가지로 생각할 수 있으나 그 대부분은 적혈구의 적혈소(헤모글로빈)가 부족하기 때문이다.
안색이 창백하고 현기증이 나며 숨이 차다. 두통이나 미열이 나타나며 가슴이 두근거린다. 손발이 붓고 뇌빈혈의 증상을 보인다.

먹어야 할 좋은 식품

굴, 해삼, 시금치, 부추, 마늘, 계란, 오징어, 당근, 귤, 딸기, 레몬, 사과, 조개

동의보감 치료방법

- 당근을 갈아서 그 즙을 계속 마시면 효과가 좋다.
- 모과나 명자 엑기스를 1일 35g가량 달여 마신다.
- 상추쌈을 많이 먹으면 효과가 있다.
- 마늘 술에 레몬즙을 몇 방울 타서 하루 3회 1잔씩 마신다.
- 가막조개를 삶은 국물과 함께 먹든가, 국을 끓여서 자주 먹으면 효과가 있다.

- 용안육(龍眼肉 : 용안의 열매를 말림)을 먹든가, 용안[16]으로 빚은 용안주를 마시면 매우 효과가 있다.
- 철분이나 단백질, 비타민 등을 많이 함유하고 있는 버터, 달걀, 육류, 오징어, 굴, 해삼, 시금치, 부추, 마늘, 당근, 귤, 딸기, 레몬, 사과, 가막조개 같은 것을 많이 먹는다.
- 동물의 간(肝) 중에서도 특히 소간을 무즙이나 무채에 곁들여 먹으면 좋다.
- 선짓국도 좋다.

---

16) **용안(龍眼)** : 무한자과의 상록나무. 중국 남방 원산 높이 13m. 둘레 2m 이상. 잎은 가죽처럼 단단하며 타원형. 봄에 향기로운 백색 다섯잎 꽃이 원뿔꽃 차례로 핌. 열매는 알 모양으로 껍질에 혹 모양의 돋기가 있음.

010 가슴이 두근거리고 가끔씩 현기증이 난다.

저혈압증(低血壓症)

이런 증상을 확인하라!

혈압이 낮다는 증상만으로는 병이라고 단정할 수 없다.
일반적인 저혈압의 증상은 현기증과 두통이며, 전신이 무기력함을 호소하는 경우가 많다. 또한 불면증상과 서맥(맥박이 서서히 뛰는 것), 변비를 수반하는 경우도 있으며, 심하면 시력장애나 구역질, 실신 등의 증상이 나타나기도 한다.

먹어야 할 좋은 식품

구기자, 생강

동의보감 치료방법

- 구기자잎이나 알로에잎을 달여 차 대용으로 마시면 효과가 좋다.
- 찬을 장만할 때 특별히 생강을 많이 넣어서 먹고 생강차를 자주 마시면 효과가 있다.

011 술 마신 다음날 속이 쓰리고 아프다.

숙취(宿醉)

이런 증상을 확인하라!

그대로 내버려두어도 별다른 탈은 없지만, 고통스러울 때는 알코올이 폐나 피부를 통해서 몸 밖으로 발산하도록 되어 있기 때문에 의복을 벗고 통풍이 잘 되는 곳에서 바람을 쏘인다.
혈중의 알코올 농도를 낮추기 위하여 수분, 특히 혈관을 확장시켜 혈액순환을 촉진케 해주는 차(茶) 같은 음료를 마신다.

먹어야 할 좋은 식품

감, 무화과, 팥, 무, 연근, 결명자

동의보감 치료방법

- 결명자를 진하게 달여 마신다.
- 검은콩 1홉에 물 3홉을 붓고 1홉이 되도록 달여 3~4회 나누어 마시면 풀린다.
- 청주 숙취에는 무즙 1사발 가량을 마시면 효과가 좋다.
- 맥주 숙취에는 대나무잎 12~13매 가량을 3홉의 물로 1홉이 되게 달여 2~3회에 나누어 마시면 효과가 좋다.
- 팥을 삶아서 아무것도 가미하지 않고 먹으면 속이 울렁거리는 증

세나 헛구역질이 가라앉는다.

- 감이나 무화과를 먹으면 술이 빨리 깬다.
- 꿀물을 한 컵 가량 마시면 속이 시원해진다.

도움말 · **소변 마시는 법**

① 1일 1회 300cc로 한다.

② 아침 첫 소변 중 중간 소변이 호르몬 함량이 제일 많아 좋다.

③ 맛이 독한 것은 수분 섭취가 부족하거나 몸속의 독성 때문이다.

④ 저녁에 구연산과 죽염을 탄 소변 물을 마시고 잔다.

⑤ 육식보다 채식을 하면 소변 맛이 좋아진다.

012 운동을 하거나 계단을 오를 때 숨이 멎는 듯한 증상이 있다.

심장판막증(心臟瓣膜症)

이런 증상을 확인하라!

판막증은 심장 입구가 좁아지는 협착증이 있고 어떤 원인에 의해서든 피가 새는 역류증이 있다.
각각의 판막증에 따라 증상이 달라지는 경우가 있는데 일반적으로는 숨이 차는 증상이 제일 많고 그 외에 흉통, 하지부종 등의 다양한 증상이 나타날 수가 있다.

먹어야 할 좋은 식품

호두, 대추, 꿀, 당근, 사과, 파, 신나리, 달개비, 청어

동의보감 치료방법

- 신나리 뿌리를 상식하는 것도 효과가 있다.
- 달개비(草)[17]를 그늘에 말려 하루 양으로 15g을 물로 달여 마시든가 생식도 가능하므로 된장에 찍어서 먹으면 효과를 얻을 수 있다.

---

17) **달개비(草 : 닭의 장풀)** : 닭의 장풀과의 한해살이풀. 줄기는 마디가 굵고 잎은 가늘고 길며 끝이 뾰족함. 7~8월에 푸른색의 꽃이 핌. 한방에서 약재로 쓰며 어린잎과 줄기는 식용.

- 동과(冬瓜 : 박과의 한해살이 덩굴성 식물)씨를 달여 마시면 효과가 있다.
- 당근과 사과를 함께 갈아서 낸 즙이나 연근즙을 시간마다 1공기씩 마시면 심장의 움직임이 활발해져 좋은 효과를 본다.
- 마를 찌든가 삶아서 식사 때마다 빠뜨리지 말고 먹으면 며칠 내로 효과가 나타난다.

도움말 · **물 잘 먹는 법**

① 식전, 식간, 공복에 충분히 마신다.

② 식사 중에는 먹지 않는다.

③ 식전 30분, 식후 2시간 후가 적절하다.

④ 체온에 맞는 온도의 물을 먹는다.

⑤ 천천히 마신다.

⑥ 하루에 2~3리터의 물을 마신다.

013 가슴이 두근거리는 증상이 자주 나타난다.

부정맥(不整脈)

이런 증상을 확인하라!

대개의 경우는 피로나 스트레스에 의한 일시적인 것으로서 얼마동안 지나면 정상을 되찾게 되는 경우가 보통이지만 동맥경화증, 심장병 등으로부터 오는 발병도 있으므로 맥박의 난조가 1주일이 지나서도 여전히 계속될 경우에는 의사에게 검사를 받아보는 것이 좋다.

먹어야 할 좋은 식품

사과, 별꽃잎, 차조기

동의보감 치료방법

- 사과식초를 주야로 환부에 바르면 1개월 후에 현저하게 효과가 나타난다.
- 별꽃잎[18]과 줄기를 짓찧어서 반 공기 가량 즙을 내어 차조기잎 5~6매로 낸 즙과 혼합해서 마시면 효과가 있다.

---

18) **별꽃잎** : 석죽과의 두해살이풀. 산이나 길가에서 자라며 길이 30cm가량, 덩굴 모양으로 뻗음. 늦봄에 흰 다섯 꽃잎이 핌. 여린잎과 줄기는 식용.

014 배 위쪽 부분이 경련을 일으킨다.

위경련(胃經攣)

이런 증상을 확인하라!

예고없이 덩어리 같은 것이 윗배로 치밀며 심한 통증이 발작성으로 상복부에 나타난다.
얼굴이 창백해지고 맥박이 적고 빠르며 이와 같은 발작이 자주 일어난다.
원인인 증세가 없으면 평상시는 조용하다.

먹어야 할 좋은 식품

마늘, 식초, 모과, 계란껍질, 치자, 복숭아

동의보감 치료방법

- 그늘에 말린 밥동사니 한 줌을 잘게 썰어서 3홉의 물로 달여 차 대신 자주 마신다. 1~2개월 계속 복용하면 위경련이 멈춘다.
- 마늘 생즙을 2작 가량 마시면 좋은 효과를 본다. 마늘을 짓찧어 자주 갈아 붙여도 효과가 있다.
- 초를 끓여 헝겊에 적셔 사지를 골고루 찜질을 하면 효과를 본다.
- 초에 소금을 약간 넣고 달여 마신다.
- 모과잎과 가지를 달여 마시면 효과가 있다.
- 복숭아잎이나 껍질을 달인 물 1되 가량을 수시로 나누어 마시면

효과가 좋다.

- 황백(黃柏)나무[19]의 열매나 껍질을 벗겨 가루로 만들어서 4g을 1.5홉의 물에 풀어서 1홉이 되도록 달여 가지고 하루에 세 차례씩 식후에 복용하면 특효가 있다.
- 향부자[20]를 그늘에 말리어 물을 붓고 달인 다음 한 컵씩 복용을 하면 특효가 있다.
- 마늘과 매실 생 것을 수시로 먹어도 좋은 효과를 얻을 수 있다.
- 마늘 생즙을 만들어 0.2홉 가량 먹으면 효과가 있다.
- 백작약, 생솔잎, 쑥, 가지꼭지를 함께 달여서 하루 세 차례씩 복용해도 신통한 효과가 있다.
- 계란껍질을 불에 구운 다음 가루를 만들어 복용하면 즉효하다.
- 소금물을 발작 즉시 마시고 위 속에 든 것을 토해 낸 다음 하루 동안 단식한다. 물은 마셔도 무방하다. 그 다음날은 묽은 죽을 먹고 차차 보통음식으로 바꾸어 먹는다.
- 치자를 잘게 썰어 물에 담근 다음 우러난 물을 마시면 효과가 있다.
- 노야지(꿀풀과의 한해살이풀)를 달여 마시면 효과가 좋다.
- 병이 심해서 급할 때에는 윗부분을 꾹 누르고 있으면 통증이 멈추게 된다. 이렇게 통증이 멈춘 다음 더운 물에 수건을 적셔 찜질을

---

19) **황백(黃柏)나무** : 운향과의 낙엽 활엽 교목. 깊은 산의 기름진 땅에서 자람. 자웅이화로 여름에 황색 꽃이 핌. 껍질은 황달 · 각기 등에 씀

20) **향부자(香附子)** : 사초과의 여러해살이풀. 해변에서 자람. 뿌리줄기는 옆으로 뻗으며 뿌리 끝에 덩이줄기가 나오며, 살은 희고 향기가 남. 높이 약 70cm. 잎은 가는 선형. 여름에 다갈색 꽃이 핌. 기장. 월경의 약재.

하거나 붉은 고추를 위장에 올려놓고 찜질을 하면 신기하게 위경련이 멈추게 된다.

도움말 · **아침 단식 요법**

인체 표면에 과학적인 방법을 동원하여 질병의 원인인 독소를 제거하여 질병을 치료하는 여러 가지 방법을 외적 독소제거법이라 한다면, 내적 독소제거법은 약간의 물리적 방법으로 인체 내면인 장(腸)에 붙어서 독소를 발하는 음식물 찌꺼기를 제거하여 줌으로 장의 기능을 정상이 되게 하여 건강을 회복하는 순리에 입각한 방법이다.

① 아침밥을 먹지 않는다.

② 저녁 식사 후 점심시간까지 물을 충분히 마신다(2리터 정도).

③ 단식이 불가능한 사람은 제철 채소즙을 한 컵 마신다.

④ 아침을 굶었다고 하여 아침 저녁을 많이 먹지 않는다.

⑤ 간식과 야식을 절대 금한다.

⑥ 가공식품을 금하고 육식은 최대한 절제한다.

⑦ 관장요법을 병행하면 더 빠르고 더 큰 효과를 기대할 수 있다.

급성위염(急性胃炎)

이런 증상을 확인하라!

우선 기분이 좋지 않으면서 위 언저리가 묵직하며 통증이 있고 구토를 하기도 한다. 또 두통이 반복되면서 때로 오한이 일어난다.

먹어야 할 좋은 식품

민들레 뿌리, 묵은 멥쌀, 모과, 무, 이질풀, 자주쓴풀, 오매

동의보감 치료방법

- 모과 1냥을 달여 마신 다음 그 물에 푸른 헝겊을 적셔 발바닥에 감는다.
- 오매(烏梅) 2돈을 1홉의 물로 달여 마시면 효과가 좋다.
- 황령 4g에 물 2홉을 붓고 달여서 하루 3회 공복에 복용하면 위장 치료와 아울러 건위 보약으로써 좋은 효과가 있다.
- 현초(이질풀 줄기와 잎을 말린 생약)를 그늘에서 말린 것 19g에 물 1.5홉 가량을 붓고 달인 다음 공복에 하루 3회 장복하면 특효를 볼 수 있다.
- 창포뿌리를 깨끗이 씻은 다음 물을 알맞게 붓고 달여서 하루 두서너 차례씩 공복에 복용하면 빠른 치료 효과가 있다.

- 능이버섯 한 줌에 3홉 가량의 물을 붓고 미지근한 불에 오랫동안 푹 달여서 수시 복용토록 한다. 능이버섯은 식용균이므로 다량을 먹어도 좋으며 될 수 있으면 신선한 것이 좋다.
- 무를 강판에 갈아서 그 즙을 조석으로 60cc 가량을 병이 완치될 때까지 복용한다.
- 그늘에 말린 이질풀 한 줌을 350cc의 물에 넣고 반량이 되도록 달여 차 대신 수시로 마신다.
- 그늘에 말린 자주쓴풀 20g을 300cc의 물에 넣고 1/3량으로 진하게 달여 한 빈에 마신다.
- 민들레 뿌리를 꽃이 피기 전에 캐서 말려둔 것을 잘게 썰어 10g가량을 300cc의 물에 넣고 절반 양으로 달인 다음 몇 번 나누어 마신다.
- 묵은 멥쌀을 태워 재를 만든 다음 꿀을 타서 마시면 즉효하다.
- 멥쌀 2홉을 가루로 만든 다음 물 2잔을 붓고 죽처럼 만들어 죽력(竹瀝 : 참대 기름) 1홉을 타서 마신다.

만성위염(慢性胃炎)

이런 증상을 확인하라!

초기엔 밥맛을 잃지 않고 음식은 잘 먹으나 배가 늘 뿌듯하고 소화가 잘 안 되며 트림과 불쾌감이 생기고 두통, 피로감, 견비통(어깨통증)을 느끼게 된다.
위염이 어떤 형태로 일어나 있는가에 따라 그 증상도 다르다. 위 점막의 표층이 염증을 일으키고 있을 때는 위의 기능은 그다지 저하되어 있지 않은 상태다.

먹어야 할 좋은 식품

무, 질경이, 연근, 생강, 파, 자주쓴풀

동의보감 치료방법

- 무를 진하게 즙을 내어 아침저녁 식사 30분 후에 한 컵씩 계속 해서 먹으면 신효가 있다.
- 무씨 10알을 아침저녁으로 식후에 일주일 정도 계속해서 먹으면 식중독으로 생긴 복통에는 아주 탁월한 효과를 볼 수 있다.
- 동피(백합, 꽃창포 따위)를 푹 달여서 하루 다섯 차례 정도 복용하면 가슴이 답답할 때는 속이 시원하고 후련해진다.

- 소나무 뿌리나 관솔에 물을 많이 붓고 오랫동안 푹 고와서 먹으면 가슴이 저릴 때는 고통이 없어지고 신효한 약효를 볼 수 있다.
- 해묵은 생강을 냄비에 볶은 다음 다시 약탕관이나 주전자에 옮겨 물을 붓고 달인다. 얼마간 졸아들었을 때 그 물에 흑설탕을 약간 넣고 차 대용으로 자주 마신다. 1~2주일 계속 복용하면 효과가 나타난다.
- 파를 3cm 정도로 썰어서 식사 때마다 생으로 된장에 찍어 먹는다.
- 무생채를 식사 때마다 비교적 먹는다. 무에는 소화를 돕는 디아스타제가 많이 들어있다.
- 그늘에 말린 호장뿌리(여뀌과의 여러해살이풀) 한 줌(5g)을 하루 양으로 하여 달여서 차로 자주 마시면 효과가 있다.
- 그늘에 말린 질경이 10~20g을 3홉의 물로 1홉이 되게 달여 하루 3회 식후에 복용하면 낫는다.
- 위출혈에는 연급즙을 수시로 복용한다.
- 자주쓴풀[21] 전초 4~5본을 200cc의 끓는 물에 담갔다가 4~5분 후에 그 물을 마신다.

---

[21] **자주쓴풀** : 용담과의 두해살이풀. 산과 들에서 자람. 줄기는 검은 자주색으로 높이 15~30cm. 가을에 푸른 자주빛 꽃이 핌.

위하수(胃下垂)

이런 증상을 확인하라!

밥을 먹고 난 뒤에 헛배가 부르며 팽만감이 일어나는 느낌이 있는데, 이 때는 긴장이 되고 압박되는 느낌이 생기면서 오목가슴이 아프고 답답하다. 한편 변이 고르지 못하며 밥맛이 없고 현기증, 두통이 일어나서 쉽게 피로해진다. 윗배에서 출렁이듯 흔들리는 소리가 들린다.

먹어야 할 좋은 식품

석결명, 이질풀, 자주쓴풀

동의보감 치료방법

- 자주쓴풀의 전초 5~6본을 열탕에 넣고 휘저어 낸 다음 식혀서 1공기 가량 마신다.
- 석결명[22]과 이질풀[23] 각 20g씩을 700cc의 물에 넣고 2/3의 량으로 달여서 하루 3번으로 나누어 차 대신 마신다.

---

22) **석결명(石決明)** : 콩과의 한해살이풀. 중국 원산. 높이 1~1.5m. 잎은 깃꼴겹잎. 소엽은 피침형임. 여름에 황색 다섯잎꽃이 피고 꼬투리 열매를 맺음. 씨는 약용.

23) **이질풀(痢疾)** : 쥐손이풀과의 여러해살이풀. 들에서 자람. 줄기 높이 1m 가량. 여름에 담홍색의 다섯꽃잎이 피고 삭과는 1.5m 정도. 씨는 흑색. 이질 설사의 약재로 씀.

018 화장실 출입이 잦으며 물과 같은 변이 나온다.

설사(泄瀉)

이런 증상을 확인하라!

설사는 여러 가지 증상이 있다.
하루 한 두 번의 죽처럼 묽은 변이 있는가 하면 열 번 이상 화장실 출입을 하면서 물과 같은 변이 나오는 경우도 있다. 급성과 만성이 있는데 급성인 경우 그 증상이 더욱 심하다.

먹어야 할 좋은 식품

매실, 이질풀, 쑥, 연근, 부추, 계란, 파뿌리, 감꽃, 마

동의보감 치료방법

- 찹쌀과 멥쌀을 같은 양으로 볶아서 두 숟갈 가량을 4홉의 물로 20분간 달여 하루 5~6차례씩 복용하면 설사를 멎게 할 뿐만 아니라 몸에도 이롭다.
- 장 카타르에 의한 설사에는 정어리를 튀김해서 2마리 정도만 먹으면 신기하게 효과를 본다.
- 감나무꽃을 태워서 밥풀로 환을 지어 하루 3번 복용한다.
- 그늘에 말린 오이풀(장서과의 여러해살이풀)의 새싹 2돈을 1홉의 물로 달여 복용하면 즉효한다.

- 하지(夏至) 전후에 채집한 마를 밥솥에 쪄서 하루 3끼 1회에 1개 정도씩 먹는다.
- 연근즙이나 연근에 소금을 넣고 달여 마시면 낫는다.
- 부추와 계란을 함께 데쳐서 먹는다.
- 흰 파뿌리를 달여 마시든가 현미로 함께 죽을 쑤어 먹으면 효과가 있다.
- 매실 엑기스를 물로 마신다.
- 그늘에 말린 이질풀 20g을 300cc의 물로 반량이 되게 달여 마시면 만성적인 설사도 즉시 멎게 된다.
- 생쑥으로 즙을 내어 마시면 효과가 있다.
- 마디풀[24] 한 줌을 물 2홉으로 반이 되게 달여 5~6일만 복용하면 심한 설사도 멎게 된다.

24) **마디풀** : 마디풀과에 속하는 한해살이풀. 산과 들에서 자라는데 줄기 높이는 30cm 가량. 여름에 피는 홍백색의 작은 꽃. 잎겨드랑이에 핌. 어린잎을 먹거나 약용으로 씀.

019 3일 이상 변을 못 본다.

변비증(便秘症)

이런 증상을 확인하라!

보통 헛배가 부르고 밥맛이 없어지며 머리가 무거운 느낌이 드는 증상은 이완성 변비다. 이 경우 일에 대한 능력이 줄어든다. 이와 같은 증상 외에 대변이 자주 마렵기는 하지만 잘 나오지 않고 또 조금씩 나오더라도 대변을 본 다음 시원치 않는 증상은 신경성 변비이다.

먹어야 할 좋은 식품

다시마, 결명자, 당근, 사과, 꿀, 레몬, 매실, 이질풀, 잣

동의보감 치료방법

- 당근에 사과를 갈아서 매일 아침 공복에 반공기씩 1개월간 먹으면 만성변비도 완쾌된다.
- 삶은 팥물을 하루 3컵 가량 마시면 신기하게 효과를 본다. 다시마를 넣고 삶으면 더욱 좋다.
- 상습적인 변비에는 대황 가루 10돈, 중조 30돈, 탄산마그네슘 5돈을 혼합해서 취침 전에 차 숟갈로 하나씩 복용하면 즉효하다.
- 현미로 미숫가루를 만들어 차 숟갈로 2개 가량 소금을 약간 가미해서 온수에 타서 마신다.

- 차 숟갈 분량의 꿀을 공복에 먹는다.
- 아침마다 일어나는 즉시 레몬 1개나 또는 매실 1개를 먹는다.
- 성냥갑 크기의 다시마를 냉수에 담가 두었다가 물과 함께 먹는다.
- 이질풀 한 줌을 물 5~6홉으로 2/3량으로 달여 차 대신 마신다.
- 매일 아침 식전에 냉수를 한 사발씩 마시던가, 무화과 열매를 달여 마시면 통변이 잘 된다.
- 잣알과 삼씨 각 1냥 쭝을 함께 짓찧어서 꿀로 환을 만들어 1회 1돈쭝씩 복용하면 효과가 좋다.
- 맹물로 효과를 보는 사람도 있다.
- 잠자리에 들기 전에 소금물 1컵을 마시고 자면 효과가 있다.
- 결명자 20g을 700cc의 물로 진하게 될 때까지 달여 하루 3회로 나누어 마시면 다음날은 틀림없이 통변이 가능하다.
- 현미를 주식으로 삼는다. 현미의 껍질에 들어 있는 섬유질이 장의 연동운동을 촉진케 함으로 통변이 확실하다.

020 소변의 색이 짙어지고 피부의 색이 변하다.

황달(黃疸)

이런 증상을 확인하라!

황달이라는 것은 병명이 아니고 증후다. 여러 가지 질환 특히, 간장 질환에 많이 나타나는 병이다. 눈과 입술은 말할 것도 없고 피부색까지도 누런 황색으로 변하며 심하면 온몸이 갈색으로 변한다. 또 전신이 나른하고 밥맛이 없으며 구역질이 나고 열이 높은 때도 있고 낮은 때도 있다.
황달은 우리 눈의 흰자위나 입안의 점막에서 가장 빨리 발견할 수 있다.
황달이 있다면 그 원인적 관계를 반드시 규명해야 한다. 따라서 증상 치료 등은 그 원인적 질환에 의하여 각각 다르다.

먹어야 할 좋은 식품

민들레, 쑥, 복숭아 나무뿌리, 미나리, 율무뿌리, 수세미, 우렁이, 조개

동의보감 치료방법

- 사철쑥을 달여 1일 15~20g씩 마셔도 특효하다.
- 복숭아 나무뿌리 한 줌을 3홉의 물로 진하게 달여 공복에 수시로 마시면 매우 좋은 결과를 얻을 수 있다.
- 우렁이를 깨끗이 씻어 술에 담갔다가 하루가 지난 다음 헝겊으로

즙을 짜서 1일 3회씩 마시면 효과가 좋다.

- 바지락조개를 삶아 먹으면 효과가 있다.
- 돼지 담즙 1개 분을 매일 물에 희석시켜 마시면 낫는다.
- 닭을 삶아 탕을 해 먹는다
- 머리 부분을 자른 붕어 한 마리에 사향 3푼을 넣고 으깨어 배꼽에 붙이면 효과가 있다.
- 더위지기(국화과의 낙엽, 활엽 관목)를 달여 1일 15g가량을 3회에 나누어 복용한다.
- 미나리 생즙이나 삶은 물을 1일 3회 1공기씩 마시면 효과가 좋다.
- 율무뿌리 달인 물을 차 대신 자주 마시면 매우 효과가 있다.
- 수세미씨를 볶아서 만든 가루를 1회 2돈 쭝씩 하루 3회 물로 복용하면 효과가 좋다.
- 민들레 전초를 짓찧어서 즙을 내어 하루 15~20g씩 복용하면 효과가 좋다.

변복통(腹痛)

이런 증상을 확인하라!

배앓이는 배를 차게 하거나 변비, 설사, 식중독, 충수염 등이 원인이 되어 일어나게 된다.
가벼운 통증으로부터 심한 복통 등 통증의 차이는 여러 가지다. 그 통증이 일어난 시기, 진행 중인 상태, 아픈 곳 또는 그 중심점, 심한 정도 등을 파악해 두는 것이 치료에 중요하다.

먹어야 할 좋은 식품

매실, 레몬, 엿기름, 쑥, 파, 사과, 수세미

동의보감 치료방법

- 엿기름을 달여 먹는다(체했을 때).
- 쑥으로 생즙을 내서 마신다.
- 작약 5돈 쭝, 감초 3돈 쭝을 2홉의 물로 반이 되도록 달여 마시면 심한 복통에도 잘 듣는다.
- 사과를 갈아서 하루 반개 가량 먹는다.
- 매실이나 메몬 등을 먹어도 좋다.
- 쌀로 흰죽을 쑤어 먹는다.

- 후추탕에 흑설탕을 넣고 잘 저어서 마시면 효과를 얻을 수 있다.
- 수세미로 만든 재를 술에 타서 복용하면 낫는다.
- 파를 3cm 정도로 썰어서 기름에 데친 다음 헝겊에 싸서 배를 찜질하면 통증이 멎는다.

도움말 · **바른 식사법**

질병을 치료하고 건강한 삶을 원한다면 국물 음식보다는 건조식을 하는 것이 좋다. 건조식이란 글자 그대로 물기가 없는 식사이다. 바싹 말려 구운 빵이나 누룽지, 크레커나 건빵, 볶은 곡식 등이다. 건조식은 음식에 수분이 적기 때문에 먹는 양은 최소량이고 흡수량은 최대량이다. 우리의 음식은 입안에서 침과 섞여 소화가 시작된다. 소화기 질환뿐만 아니라 정신 질환, 비만, 심혈관 질환, 알레르기, 간, 신장 질환 등 각종 난치성 질환의 예방과 치료에도 매우 효과적이다.

① 영양의 균형을 맞추어 필요량만 먹는다.

② 단순한 음식을 먹되 30번 이상 잘 씹어 먹는다.

③ 식사 한 시간 전후에 물을 충분히 마신다.

④ 규칙적인 식사 습관을 갖는다.

⑤ 간식, 과식, 야식, 폭식, 속식을 금한다.

⑥ 위장을 휴식하게 한다.

022 위액까지 수반하여 다량의 검은 피를 토한다.

토혈(吐血)

이런 증상을 확인하라!

입으로 피를 토하는 병인데 흔히 식도, 위, 십이지장에서 나오게 된다. 출혈이 위속에 있지 않고 토출될 때는 선홍색이나 위에 머물러 있다가 나오면 위약의 작용을 받아 흑갈색 또는 암흑색이 된다. 폐나 기관에서 나오는 객혈과는 엄격히 구별해야 한다.

먹어야 할 좋은 식품

마늘, 무화과, 부추, 사과, 다시마, 연근, 검은콩, 자두꽃, 무, 계란, 우엉, 구기자, 복숭아

동의보감 치료방법

- 무를 꿀에 찍어 먹으면 효과가 있다.
- 오징어 뼈가루를 2돈씩 미음으로 복용한다.
- 달걀 흰자위 3개를 생지황 즙에 타서 마신다.
- 우엉 생즙을 술잔으로 1잔 분량으로 마시면 즉효하다.
- 구기자 전초를 열매와 함께 진하게 달여 마신다.
- 감꽃을 태워서 가루로 만들어 백미탕으로 복용한다.
- 도라지 뿌리를 볶아서 마른 가루를 1회 3돈씩 찹쌀뜨물로 복용하

면 낫는다.

- 정가(형개 : 꿀풀과의 한해살이풀) 뿌리로 생즙을 내어 반공기 가량 마시던가, 또는 마른 이삭으로 가루를 만들어 생지황 즙에 1회 2돈 쭝식 타서 마셔도 효과가 있다.
- 다시마 달인 물을 마시면 효과를 본다.
- 연근즙을 한 술잔씩 마시면 효과를 얻을 수 있다.
- 검은콩을 진하게 달여 마신다.
- 마늘을 굽거나 생 또는 달여 먹으면 매우 효과가 있다.
- 무화과를 생으로 먹는다.
- 땡감(덜 익은 감) 즙으로 입을 헹구던가 물로 묽게 하여 마셔도 효과가 있다.
- 부추에 소금을 넣고 익혀서 먹는다.
- 사과를 갈아서 순갈로 떠먹는다.
- 자두꽃 즙을 내어 마시면 효과를 본다.

023 헛배가 부르며 트림과 구역질이 난다.

체증(滯症)

이런 증상을 확인하라!

만성위염으로 위가 좋지 않은 사람이 갑자기 과음과식, 폭음포식을 한다든가 불규칙한 식사, 자극성이 많은 음식, 담배, 너무 차거나 뜨거운 음식을 먹게 되면 소화력이 약해서 만성위염에 곁들여 소화불량증을 일으키게 된다.
오목가슴이 답답하고 아프며 헛배가 부르면서 트림 구역질이 나고 아랫배가 못 견디도록 아프다. 자주 변을 보거나 변량이 많았다 적었다 하며 식욕이 없고 몸이 나른하고 피로감을 자주 느끼면서 두통 현기증이 일어나고 얼굴이 창백해진다.

먹어야 할 좋은 식품

콩, 옥수수, 감자, 고구마, 현미, 쌀, 차조, 찹쌀, 밀가루, 황설탕, 참깨

동의보감 치료방법 체증의 여러 가지

■ 감자체

- 오동나무 줄기를 푹 고와서 그 물을 수시로 복용하거나 미역국을 끓여서 먹으면 가슴 속이 시원해진다.

■ **감체**

- 된장, 미역, 소금, 생연근, 수수떡, 계피, 김칫국을 먹어도 좋은 효과가 있다.
- 수숫대 속이나 수수잎을 쑥뿌리와 함께 달여서 먹는다.
- 돼지기름을 내어 한 숟가락 정도 먹거나 돼지고기를 볶아서 먹는다.

■ **달걀체**

- 야채 생즙을 진하지 않게 설탕을 타서 마셔도 좋은 효과를 본다.
- 차나무(상록, 활엽 관목)씨를 달여서 수시로 차 마시듯 한 컵씩 마신다.

■ **고구마체**

- 사과즙을 만들어 먹거나 사과를 2~3개 정도 먹어도 좋다.

■ **두부체**

- 배를 2개 정도 먹어도 속이 시원해지면서 체증이 내려간다.
- 은행잎 연한 것을 골라서 물에 깨끗이 씻어 2잎 정도 먹으면 효과를 볼 수 있다.
- 담배잎(생잎)을 엷게 달여서 작은 숟가락으로 하나쯤 먹는다.
- 쌀을 씻을 때 첫물은 버리고 다음에 받은 쌀뜨물을 체에 깨끗이 받쳐서 먹는다.

■ **과일체**

- 오이 생즙을 진하게 내어 한 번에 한 컵식 3~4회 정도 먹으면 속이 시원해진다.

- 돼지고기를 잘게 썬 다음 연하게 볶아서 먹는다.
- 오이꼭지 5개, 북어 1마리에 물 2홉 정도 붓고 푹 달여서 수시로 먹는다.

■ **살구체**

- 살구씨 5개를 북어의 뱃속에 넣고 푹 고아서 1회에 반 컵씩 2~3회 가량 먹으면 효과가 좋다.

■ **미역체**

- 오동나무잎이나 줄기를 달여서 한 컵씩 5~6회 정도 먹는다.
- 묵은 수수대를 깨끗이 씻어서 잘게 썬 다음 물을 적당하게 붓고 달여서 먹는다.

■ **물체**

- 미꾸라지나 은어를 푹 고와서 짜 가지고 먹는다.
- 칡을 깨끗이 씻어서 잘게 썰어 진하게 달여서 식후에 하루 세 차례씩 복용한다.

■ **밀가루 음식체**

- 무 생즙을 진하게 만들어 꿀을 조금 타서 먹는다.
- 무씨를 미지근한 불에 달여서 먹는다.
- 참외를 3개 정도 먹는다.

■ **수수체**

- 귀리 한 줌에 1.5홉의 물을 붓고 1홉이 되도록 달여서 2~3회 정도 먹는다.

■ **참외체**

- 참외 껍질을 먹거나 북어를 달여서 먹어도 좋다. 또 적당량의 밀가루 음식을 먹는 것도 좋다.

■ **찹쌀떡체**

- 무나 가지를 날 것으로 먹으면 트림이 나며 가슴이 시원해진다.

■ **닭고기체**

- 유자를 달여서 한 컵씩 하루 두서너 차례 먹는 것도 좋은 효과를 볼 수 있다.
- 지네 한 마리, 오동나무 줄기와 꽃에 물을 붓고 미지근한 불에 달여서 먹으면 아주 특효가 있는데 독한 약이니까 양을 많이 먹는 일이 없도록 주의를 해야 한다.

■ **돼지고기체**

- 생강, 소금, 새우젓, 딸기, 배, 삼씨감(연시), 해바라기씨를 조금씩 먹어도 가슴 속이 시원해진다.
- 산자(밥풀과자)를 먹으면 즉각적인 신통한 효과를 본다.
- 복숭아씨에 물을 붓고 약간 진하게 달여서 하루 세 차례씩 먹으면 차츰 가슴이 시원해지면서 체가 내려간다.

■ **생선체**

- 생강과 깻잎을 생즙을 내어 하루 세 차례씩만 먹으면 신효한 효과가 있다.
- 생강과 소엽의 생즙을 내어 하루 3~4회 정도 한 번에 한 컵씩 먹

어도 좋은 효과가 있다.

■ **쇠고기체**

- 엿기름을 가루로 만들어 소화제와 같이 1회에 한 숟가락씩 하루 세 차례 공복에 먹으면 특효를 볼 수 있다.
- 까마중 뿌리 48g, 아기유 열매 19g에 물 3홉을 붓고 미지근한 낮은 온도의 불에 오래 달여서 하루 두서너 차례만 먹으면 고기체에는 신효한 약효를 본다.
- 느타리버섯을 요리해서 먹으면 체했던 고기가 녹아서 체가 내려간다.
- 배를 깎아서 즙을 내어 1회에 한 컵 가량 두 번만 먹으면 시원스럽게 체기가 내려간다.
- 능이버섯을 약간 진하게 달여서 식후에 하루 세 번씩 복용하면 좋은 치료 효과를 볼 수 있다.
- 양파를 썰어서 날로 먹으면 속이 시원해지면서 고기의 체한 것이 내려간다.
- 살구씨를 달여서 그 물을 두서너 차례 먹어도 좋은 효과가 있다.

■ **개고기체**

- 살구나 배를 구워서 2~3개만 먹어도 시원스럽게 내려간다.
- 배 생즙 낸 것을 메밀가루와 섞어 물을 부어서 자주 먹으면 특효가 있다.
- 까마중을 물에 달여서 1회 한 컵 가량 하루 세 차례씩 식후에 2~3일만 복용하면 특효가 있다.

- 살구씨(소량), 수수대, 구절초에 물을 붓고 달여서 하루 세 번씩 식후에 복용하면 신효한 효과를 볼 수 있다.
- 인진, 치자 각 3g, 대황 1g을 1.5홉의 물을 붓고 1홉이 되게 달여서 식후에 하루 3회 2~3일만 복용하면 신통한 효과가 있다.
- 산자(밥풀과자)를 먹으면 체가 시원스럽게 내려간다.
- 오래된 새우젓 국물을 반 홉 가량 2번만 먹으면 신통하게 체기가 내려간다.

■ 주체

- 소나무의 연한 줄기를 잘게 끊어서 질그릇에 넣고 물을 부어 달여 먹어도 좋은 효과가 있다.
- 칡뿌리를 가루로 만들어 공복에 세 숟가락씩 먹으면 빠르게 주체를 치유할 수 있다. 또 칡뿌리의 생즙을 내어 한 번에 반 홉 가량 하루 세 차례 공복에 먹어도 특효가 있다.
- 인삼 3뿌리를 푹 달여서 하루에 2~3회 정도 2일만 복용하면 신통하게 주체가 치료된다.
- 팥 삶은 물을 그냥 먹거나 꿀을 타서 먹으면 가슴속이 시원한 효과를 얻을 수 있다.
- 속이 쓰리고 아프며 가슴이 울렁거릴 때는 북어국을 뜨끈하게 끓여서 마시면 시원해진다.

■ 원인을 모르는 식체

- 굴비 대가리를 푹 쪄서 먹어도 특효가 있다.

- 뽕나무 껍질, 익모초, 파뿌리, 호장근[25]에 나팔꽃씨나 닭개피를 넣고 달여서 하루 2~3번 정도 먹어도 약효가 좋다.
- 갱엿, 깜부기, 달걀, 고춧가루, 꿀, 새우젓, 술강즙, 오이꼭지, 유자, 참기름, 칡, 황율(껍질을 벗긴 밤)을 먹어도 좋은 효과가 있다.
- 엿기름으로 생즙을 내어 한 번에 2홉 가량 하루에 세 차례씩 식후에 먹으면 아주 효력이 좋다.
- 창출과 백출[26]을 가지고 생즙을 내어 한 번에 한 컵씩 하루 세 차례를 장복하면 특효가 있다. 또 가루를 만들어서 복용해도 좋다.
- 고사리 나물을 먹거나 검은 콩을 볶아서 먹어도 좋은 효과가 있다.

---

25) **호장근(虎杖根)** : 마디풀과의 여러해살이풀. 산이나 들에 남. 높이 약 1.5m. 어린 줄기는 홍자색. 잎은 넓은 달걀꼴임. 여름에 흰 꽃이 피고 뿌리는 완화제. 이뇨제 등으로 쓰임.

26) **창출(蒼朮)·백출(白朮)** : 삽주의 덩어리 뿌리. 성질은 따듯하며 소화불량 · 구토 · 설사 · 습증 등에 쓰임.

위궤양(胃潰瘍)

이런 증상을 확인하라!

오목가슴과 윗배가 심하게 아프고 밥을 먹고 난 뒤 1시간 전후해서 동통이 오는 것은 대개의 경우 십이지장 궤양이 많다. 이와 달리 공복 시에 동통이 오는 것은 위의 유문 근처나 십이지장 궤양이 원인이다.
그리고 가슴이 쓰리던가 트림 등이 있는 이런 환자의 1/3정도가 구토를 하며 가끔 위출혈 또는 토혈이 있다. 이것을 보통 잠출혈이라고 하는데 눈에 보이지 않고 화학적인 대변검사를 했을 경우 출혈이 발견된다.
출혈이 있을 때는 커피의 찌꺼기 같은 구토물 속에 흑갈색으로 변한 혈액이 섞여 있는 것을 볼 수 있다. 많은 출혈이 있을 때는 대변이 암흑색의 콜탈 같은 색조를 띤다. 궤양이 뚫어질 때에는 천공증상이라고 하여 갑자기 아주 심한 복통이 윗배에 나타나고 복벽이 딱딱해지는 굳은 느낌을 받는다. 얼굴이 창백하고 맥이 빠지며 허탈상태가 되며 구역, 구토가 있다.

먹어야 할 좋은 식품

소살코기, 생선찜, 계란, 된장

동의보감 치료방법

- 검붉은 피를 토하면 움직이지 않도록 한다. 그리고 2~3일 동안 음식을 먹지 않는다. 절식으로 위급을 면한 다음 우유나 미음 같

은 연한 음식을 먹으면서 몸조리에 특별한 주의를 하도록 한다.

- 위궤양 출혈이 있을 때는 오이풀[27] 뿌리를 건조시켜 100g 정도의 분량에 2홉 가량의 물을 붓고 달여서 하루 2~3회 복용하면 효과가 아주 좋다.
- 가지꼭지, 개오동나무, 귤껍질, 결명초, 애기똥풀(백굴채), 이질풀, 구기자잎을 달여서 하루 대여섯 차례씩 수시로 복용하면 특효를 볼 수 있다.
- 현초 19g, 결명 15g을 물 3홉에 2홉 정도가 되도록 달여서 하루 세 차례씩 식후에 복용하면 효과가 있다.
- 귤껍질을 갈아서 고운 가루를 만들어 한 번에 적은 숟가락으로 하나씩 하루 세 차례 공복에 냉수로 오랫동안 복용하면 특효가 있다.
- 꿀, 양배추를 상식하고 감자나 소라를 익혀서 먹어도 좋다.

---

27) **오이풀** : 장미과의 여러해살이풀. 높이는 1.5m 정도이며, 잎은 깃꼴겹잎. 장타원형. 가을에 암홍자색 꽃이 핌. 뿌리는 '지유'라 하여 지혈, 해열제로 씀. 어린잎은 식용한다.

025 느닷없이 설사, 구역, 구토, 열이 난다.

장염(腸炎)

이런 증상을 확인하라!

급성장염

이 병은 어떤 세분된 병에 나타나는 장의 급성 염증성 징후라고 할 수 있다. 그러므로 식중독에서 나타나는 소견 또는 약물중독, 전염병의 일부, 특히 잘못된 음식물 속의 대장균, 장티푸스균, 이질균, 콜레라, 심지어는 인프루엔자 등도 큰 의미로써 이에 속하며 폭음 폭식 불결한 음료수까지도 모두 원인이 되고 있다.

느닷없이 설사, 구역, 구토, 뱃속이 출렁거리는 소리와 열이 난다. 탈수상태에 빠지기도 한다.

대변이 고약한 냄새가 나기도 하고 점약이나 피가 섞이기도 한다. 후증기도 있다.

만성장염

오랫동안의 만성이 된 결과로 나타낸다. 이것은 급성장염이 반복하여 나타나기도 하지만 만성의 소화 장애나 문맥 울혈 신장, 심장 질환이 원인이 되기도 한다.

복부의 팽만감과 불쾌감이 있다. 둔한 복통과 밥맛이 없고 대변은 꼭 설사를 하는 것은 아니지만 점액이 섞인다.

먹어야 할 좋은 식품

매실, 부추, 쑥, 녹두, 귤, 사과, 소다, 남천초[28], 매화꽃, 팥, 뱀장어

동의보감 치료방법

- 황련(미나리 아재비과의 여러해살이풀), 차전초(질경이), 결명초 등의 약초를 달여서 하루에 세 차례씩 공복에 복용하면 특효가 있다.
- 물을 먹고 싶은 대로 실컷 마시고 술과 담배를 끊는다.
- 장출혈이 있을 때는 오이풀 뿌리를 잘 말린 것 100g 정도에 2홉 가량의 물을 붓고 끓여서 서너 차례 복용하면 좋은 효과가 있다.
- 물엿(조청)을 7.5g 그릇에 넣어 불에 데우다가 달걀 1개, 정종 1잔을 넣고 잘 섞어서 달걀이 잘 반죽이 되었을 때 마시도록 한다. 심하지 않은 병은 한 번만 복용해도 치료가 되는데 심할 경우에는 3일간만 계속해서 복용하면 완전히 치유할 수 있다.

---

28) **남천초(南天)** : 매자나무과의 상록 관목. 중국 원산의 관상용 식물로 높이 2~3m. 잎은 깃꼴겹잎이며 초여름에 작은 백색 여섯꽃잎이 피고, 가을에서 겨울에 걸쳐 둥근 열매가 익음. 줄기, 잎, 열매는 약재로 씀.

026 속이 메슥메슥하고 토하고 싶다.

구토증(嘔吐症)

이런 증상을 확인하라!

사람의 골 속 연수에 있는 구토 중추가 자극을 받아서 위 속의 내용물이 토출되는 증상이다. 따라서 구토 중추가 직접적으로 자극을 받아서 나타나는 것을 중추성 구토라고 하는데 원인에는 여러 가지가 있다.

먹어야 할 좋은 식품

매실, 부추, 쑥, 녹두, 팥, 귤, 소다, 뱀장어

동의보감 치료방법

- 부추 생즙 1공기에 생강즙을 약간 넣어 마시면 특효하다.
- 쑥잎을 짓찧어 생강즙과 함께 먹으면 낫는다.
- 녹두가루를 계란 흰자위로 개어 발바닥에 붙이면 즉효하다.
- 곶감을 밥에 쪄서 매일 먹으면 낫는다.
- 백겨자 가루를 꿀로 환을 지어 공복에 복용한다.
- 팥 삶은 물을 마시면 즉효하다.
- 뱀장어를 구워 먹으면 효과가 좋다.
- 꼭지가 붙어 있는 곶감 3개를 짓찧어 술로 먹으면 신기하게 효과를 본다.

- 귤이나 사과즙을 천천히 마신다.
- 소다나 우유를 먹는다.
- 남천초잎이나 열매 2~3개를 씹어 그 즙을 삼키면 효과가 있다.
- 그늘에 말린 매화꽃을 가루를 내어 복용하면 심한 구토증이 즉시 멎는다.
- 좁쌀가루로 새알 정도의 크기로 환을 지어 초에 담갔다가 7개를 먹으면 즉효(곽란에 특히 좋다)하다.
- 매실액을 조금 마시면 위염이나 식중독에 의한 구토증에 효과가 있다.

도움말 · **마음의 병이 몸의 병이다**

마음의 병은 몸에 나타나기 마련이다. 심적 충격을 받으면 우리 몸은 따라서 변화가 온다. 마음과 몸은 서로 영향을 주고받기 때문에 마음이 즐거워도, 마음이 무거워도 그것이 몸에 나타난다. 또한 몸에 병이 있어도, 몸에 병이 없어도 마음에 나타나고 몸에 나타난 병을 고치면 마음이 낫고, 마음이 편하면 몸이 편해진다.
우리가 자신의 건강을 위해서 노력하고 기억할 것은 뭔가 걱정거리가 있다 하더라도 가슴을 펴고 허리를 세워 심호흡을 하여 몸을 펴면 걱정도 사라지고 몸도 시원해진다는 사실이다.

027 입에서 고약한 냄새가 난다.

입냄새(嗅)

이런 증상을 확인하라!

충치, 치조농루, 축농증, 위염 따위 이외에도 일반적으로는 잘 알려져 있지 않은 장(腸)의 이상 발효에 의한 입냄새와 선천적인 구취증이 있다.

먹어야 할 좋은 식품

솔잎, 구기자 뿌리, 차잎, 석류, 이질풀, 천궁

동의보감 치료방법

- 대나무 껍질을 뚜껑이 있는 질그릇에 담아 그 질그릇을 불속에 넣고 태워 가루를 만들어서 그 가루로 양치질을 하면 치석도 제거되면서 입냄새도 없어진다.
- 입 안이 허는 데는 이질풀 한 줌을 3홉의 물로 반되게 달여 이 즙으로 양치질을 하면 좋다.
- 입가가 헐었을 때는 범의귀(범의귀과의 상록 여러해살이풀)를 구워 가루를 만들어서 참기름에 개어 바르면 매우 효과가 있다.
- 위장병 때문에 입냄새가 날 때는 천궁을 잘게 썰어 입 안에 넣고 있으면 효과가 있다.

- 차잎을 생으로 조금씩 씹으면 입냄새가 안 난다.
- 마늘이나 부추를 먹어서 나는 냄새에는 남천초의 잎을 달여 마신다.
- 석류열매나 그 잎의 즙으로 하루 3~4회 입을 헹군다.
- 솔잎 대여섯 개를 씹어도 효과가 좋다.
- 구기자 뿌리의 껍질을 적당히 달여 그 즙으로 입을 헹궈 내면 효과가 좋다.
- 대체로 엽록소가 짙은 잎을 씹으면 입냄새가 가시는 효과가 있다. 엽록소에는 탈취 작용을 하는 성분이 있다는 것을 최근의 연구에 의해 알려졌다.

도움말 · **입안 청소**

우선 올바른 칫솔질법은 알아야 한다. 일반적으로 칫솔질을 한다고 하면 이빨을 닦는 것으로 알고 있으나 이빨을 닦는 것보다 더 중요한 것이 잇몸이다.

혀와 볼 안쪽, 그리고 입천장까지 깨끗이 닦아주어야 한다. 이 곳에 세균과 기생충들이 서식하면서 배설물을 배출하고 있기 때문에 냄새가 난다.

죽염으로 칫솔질을 한다면 입속의 염증과 입냄새는 물론 이가 시린 증상, 피가 나는 증상도 쉽게 치료된다.

028 항문 주위에 가벼운 통증이나 이물감이 있다.

치질(痔疾)

이런 증상을 확인하라!

종양을 형성하게 되면 병세가 깊어져 참을 수 없을 만큼 아프며 항문 주위가 붓고 살갗이 단단해지며 열이 오르고 전신적 증상이 일어난다. 치질이 터져서 피고름이 나며 치루로 변하기도 한다.

먹어야 할 좋은 식품

쑥, 무화과, 곶감

동의보감 치료방법

- 치질 충혈에는 말린 쑥잎 20g과 말린 새앙(생강)잎 10g을 함께 물로 달여서 하루에 세 번 마신다.
- 치질로 하혈할 때는 곶감을 태워 가루로 만든 다음 1회 2돈씩 물로 복용하면 효과가 좋다.
- 무화과 열매를 하루 3~4개 먹으면 효과가 있다. 잎이나 열매에서 나오는 하얀 즙을 탈지면에 묻혀 환부에 바른다.
- 급성으로 출혈이 심할 때는 머리털을 깨끗이 씻어 태운 다음 가루로 만들어 참기름에 개어서 환부에 바르면 효과가 있다.

- 치핵에는 무화과나무 액즙을 항문에 여러 번 바르는 동안 참을 수 없을 정도로 가려운데, 이것은 낫는 징조이다.

도움말 · **치질 예방법**

한국인의 60%가 경험이 있다고 할 만큼 흔한 질병이면서 통증이 심하고 일상생활에 지장을 주며 수술을 해도 재발을 잘하는 것이 치질이다.

치질이란 항문에 분포되어 있는 정맥의 일부가 늘어나고 그 곳에 피가 모여 혈액 순환이 제대로 되지 않아 혹이 생긴 상태를 말한다. 치질의 일부는 항문 밖으로 나올 수도 있고 항문 안에 있을 수도 있다.

배변 후에 항문 부위를 깨끗이 씻지 않으면 가려움증이 나타나고 변비와 같은 딱딱한 변을 보는 경우에 치질을 이루고 있는 정맥의 일부가 찢어져서 출혈을 하는 수가 많다. 이런 경우 항문을 깨끗이 씻은 다음 항생제 연고에 죽염을 찍어서 환처에 조석으로 발라주면 3일을 넘지 않고 치료가 된다.

평소에 미역, 다시마, 감 등의 해조류를 수시로 섭취해서 칼슘을 보충해 주는 것이 중요하다. 한편 연근, 당근, 우엉 등의 뿌리 채소를 많이 먹는 습관을 변비를 예방하고 대장을 건강하게 함으로써 변비를 예방할 수 있다.

029 오른쪽 가슴으로부터 등 가운데에 심한 통증이 있다.

담석증(膽石症)

이런 증상을 확인하라!

지방질 음식물, 특히 동물성 지방을 먹었을 때는 담즙의 분비량이 늘어나게 되므로 이때 밀려서 흘러나오는 돌이 담관에 걸려, 오른쪽 가슴으로부터 등 가운데에 이르기까지 격렬한 통증을 일으킨다.

먹어야 할 좋은 식품

매실, 대추, 무, 참외, 무화과, 호두

동의보감 치료방법

- 잘 익은 대추를 밥에 쪄서 말렸다가 하루에 10~20개씩 물로 달여 마시면 효과가 좋다.
- 무화과 열매를 먹어도 효과를 볼 수 있다.
- 호두 1되를 현미로 쑨 죽 1되에 혼합하여 하루에 3~4회 나누어 먹으면 즉시 낫는다.
- 잉어의 이빨 1홉을 가루로 하여 하루 3회 술에 타서 마신다.
- 무생채와 참외를 매일 먹으면 좋다.
- 건매실 큰 것 1개에 생강즙을 넣고 녹차 달인 물을 500cc 가량을 섞어 마시면 통증이 가라앉는다.

- 개자[29]를 갈아서 통증이 있는 곳에 찜질을 하면 통증을 멈출 수 가 있다.

도움말 · **죽염 장 세척 요법**

죽염수로 관장하는 경우 대장이 아닌 식도, 즉 입으로 죽염수를 만들어 마시게 하여 위장과 십이지장, 소장과 대장까지를 동시에 세척하는 방법이다. 근래에 많이 시도하고 있는 방법 중 하나이며 효과도 탁월하다.

① 아침 식사 한 시간 전 공복 상태에서

② 깨끗한 생수 1.5리터~2리터 분량에서

③ 질 좋은 죽염 한 숟가락을 타서 녹인 다음

④ 30분 동안에 모두 마신다.

⑤ 10분 이내로 급한 설사가 나온다.

⑥ 5, 6회 변을 보아야 하기 때문에 화장실 주변에 머물러야 한다.

⑦ 거품, 곱똥까지 배설하면 정상적으로 식사한다.

⑧ 죽염수 마시는데 30분, 배출하는데 30분 정도 소요된다.

⑨ 죽염으로 관장도 장 세척을 할 수 있는 방법이다.

29) **개자(芥子)** : 겨자씨와 갓씨의 통칭

030 갑자기 체중이 준다거나 메스꺼워지고 자주 토한다.

위암(胃癌)

이런 증상을 확인하라!

밥맛이 없다든가 윗배의 팽만감, 트림, 구역, 구토가 있고, 끝에 가서는 토혈이나 심한 복통이 일어나는 것을 알 수 있다. 급속히 나타나는 체중 감소, 빈혈을 비롯하여 정신쇠약이 따른다.
윗배를 더듬어 보면 덩어리 같은 것이 만져진다. 또 위 둘레나 임파선 특히, 왼쪽 목의 임파선종을 볼 수가 있다.
때로는 간, 복막, 난소 등에도 증상이 보이며 대변은 설사나 변비가 반복되고 잠혈반응이 양성으로 나타난다. 위액은 산도가 적은 경우가 많다.

먹어야 할 좋은 식품

잉어, 순채, 가지, 율무, 번행초, 두릅뿌리, 산두근

동의보감 치료방법

- 등나무 줄기에 생긴 혹과 두릅나무 뿌리 적당량을 함께 달여 복용한다.
- 청주 1되를 무쇠 솥에 붓고 끓인 다음 30cm 가량의 잉어 1마리를 산 채로 넣고 자주 뒤적거리면서 약한 불로 6시간 가량 졸여서 잉어찜을 만든다. 이것을 하루 3번씩 일주일에 다 먹는다.

- 순채[30]를 약탕관에 넣고 약 5배의 물로 달여서 반으로 졸인 다음 반잔씩 데워 2시간마다 마신다.
- 산두근 뿌리를 진하게 달여서 1회에 한 컵씩 하루 세 차례, 공복에 오랫동안 복용하면 특효를 볼 수 있다.
- 율무는 사마귀를 떼는 약인데, 소량의 감초와 함께 달여 마시면 효과가 있다.
- 마름[31] 한 줌을 500cc의 물로 반으로 줄 때까지 달여서 여러 번으로 나누어 하루에 모두 마신다. 2~3개월 계속 복용하면 효과가 있다. 마름 열매를 1회에 10개 가량을 달여 마셔도 효과가 있다.
- 그늘에 말린 번행초[32] 한 줌을 물로 달여 마시면 위장이 튼튼해지며 또 위암을 예방해 준다.
- 가지꼭지를 달여서 하루에 세 차례씩 공복에 장복하면 신통한 효과가 있다.
- 개오동나무, 감초, 지네 두 마리를 넣고 세지 않은 불에 달여서 하루 2~3회 정도 먹으면 특효가 있다.
- 가지꼭지, 애기똥풀(백굴채), 칡, 마늘을 생즙을 내어 수시로 복용하여도 좋은 효과를 볼 수 있다.

---

30) **순채(蓴菜)** : 수련과의 여러해살이 물풀. 연못에 나는데 잎은 물 위에 뜸. 여름에 암홍자색 꽃이 핌. 어린 잎은 식용으로 씀.

31) **마름** : 마름과의 한해살이풀. 연못 등에 나는데, 뿌리는 흙 속에 박혀 있고 잎은 물 위에 뜨고, 여름에 흰 꽃이 핌. 마름모꼴로 된 열매는 식용으로 사용.

32) **번행초(蕃杏草)** : 석류풀과의 여러해살이풀. 해변의 모래땅에서 자라는데 잎은 달걀 모양의 마름모꼴로 어긋나며, 늦봄에 노랑 꽃이 한두 개씩 핌.

- 바위솔잎(돌나물과의 여러해살이풀) 한 줌에 2홉 가량의 물을 붓고 1.5홉이 되게 달여 1회에 1컵씩 하루 세 차례 공복에 마시면 아주 좋은 효과를 보게 된다. 바위솔잎을 달일 때 겉보리를 한 줌 넣어서 달여 가지고 복용하면 부작용을 막을 수가 있어서 더욱 좋다.

도움말 · **올바른 목욕 순서**

① 물 한 컵을 마셔 수분량을 채운다.

② 탕 속에 들어가기 전에 전신을 씻어준다.

③ 탕 속에서 10분 정도 휴식을 취한다.

④ 때를 밀 때는 심장을 향해 가장 먼 곳부터 당겨준다.

⑤ 충분한 거품을 내어 씻어준다.

⑥ 오일 마사지로 피부를 촉촉하게 해준다.

⑦ 마지막 샤워는 찬물로 한다.

⑧ 수분을 보충하기 위해 다시 물 한 컵을 마신다.

031 가끔 시큼한 물이 올라오고 트림이 난다.

위산과다증(胃酸過多症)

이런 증상을 확인하라!

위산과다 상태란 위산이 지나치게 분비되어 있는 상태를 말한다. 이 병에서 특히 현저한 자각증상은 가슴이 타는 듯이 쓰리고 아프다. 가슴이 쓰리면서 타는 듯한 느낌이 들며 위 언저리가 불편하다. 때때로 시큼한 물이 올라오기도 하며 트림도 난다. 위에 통증이 있는 경우도 있다.

먹어야 할 좋은 식품

사과, 귤, 레몬, 다시마, 무, 가다랭이, 결명자, 이질풀

동의보감 치료방법

- 사과, 귤, 레몬, 오렌지 따위의 즙을 식후에 마시면 좋다. 과즙에 함유된 신맛이 위산분비를 억제해주기 때문이다.
- 결명자와 이질풀을 각 5돈 쭝씩 4홉의 물로 3홉이 될 때까지 달여 차 대신 자주 마신다. 중증인 경우에도 계속 마시면 효과가 있다. 이때 결명자는 진하게 달인다. 가벼운 경우에는 결명자만 달여 마셔도 된다. 재탕, 삼탕을 해서 차처럼 대신 마셔도 좋다.
- 다시마를 씹고 있으면 가슴 쓰린 것이 가라앉는다.
- 무즙에 소금이나 간장을 넣고 끓인 녹차를 부은 다음 2~3공기

가량 상습적으로 마신다.

- 말린 가다랭이를 씹을 때 생긴 침을 삼키면 효과가 있다.
- 검정 깨소금을 뿌린 주먹밥을 한 입에 백 번 정도 씹어 먹으면 효과가 있다. 깨와 소금이 위산의 과잉을 중화시켜 위액분비를 억제하는 효과가 있기 때문이다. 주먹밥에 사용하는 쌀은 현미가 좋다.

도움말 · **위장이 하는 일**

① 음식물을 분해하고 세균을 죽이고 섬유질을 부드럽게 한다.
② 점액을 분비시켜 위벽을 보호한다.
③ 평생 동안 84톤의 음식물을 처리한다.
④ 매끼마다 3시간 정도의 소화 작업을 한다.
⑤ 정신적 건강이나 스트레스에 민감하다.
⑥ 힘든 작업이므로 충분한 휴식을 필요로 한다.
⑦ 위염, 위궤양, 위종양, 유문 협착 등의 질병이 올 수도 있다.

위통(胃痛)

이런 증상을 확인하라!

위의 통증은 여러 가지 병에 의해서 일어나게 되므로 이것을 고치기 위해서는 그 원인이 되는 본병을 가려내어 그에 적합한 치료를 해야 한다.

먹어야 할 좋은 식품

쑥, 녹두, 생강, 돼지 쓸개, 조개

동의보감 치료방법

- 생강을 돼지 순대 속에 넣어서 삶아 먹으면 효과가 있다.
- 돼지 쓸개 1개에 향부자(香附子)[33] 3돈 쯤을 넣고 태워 가루를 만들어 2번 나누어 물로 마신다.
- 쑥잎을 넣고 달인 탕으로 목욕을 하면 유효하다.
- 녹두알 21개, 후추알 14개를 함께 갈아 백비탕에 타서 마시면 즉효하다.
- 굴, 조개 껍데기를 태워 가루로 만들어 물과 함께 복용한다.

---

33) **향부자(香附子)** : 사초과의 여러해살이풀. 해변에서 자람. 뿌리줄기는 옆으로 벋으며 뿌리 끝에 덩이 줄기가 나오며, 살을 희고 향기가 남. 높이 약 70m 잎은 선형(線形). 여름에 다갈색 꽃이 핌. 위장, 철경의 약재로 쓰임.

- 관격에는 고삼[34)]을 달여서 한 컵 가량 2번 복용한다.
- 곽란에는 오이순이나 질경이 또는 그 뿌리의 생즙을 내어 두 번 정도 복용한다.
- 구역질이 나는 데는 뽕나무를 미지근한 불에 오랫동안 달여서 1회에 한 컵씩 2~3회 복용한다.
- 급성 위 카다르일 때에는 소금을 한 줌 가량 먹거나 마늘 한 통을 먹으면 빠르게 효과가 나타난다.

---

34) **고삼(苦蔘)** : 콩과의 여러해살이풀. 산과 들에서 나는데 뿌리는 살이 많고 줄기의 높이는 80~100cm이며, 여름에 황색꽃이 핌. 뿌리는 약용으로 씀.

033 기운이 없으며 몸이 나른하고 식욕이 떨어진다.

간염(肝炎)

이런 증상을 확인하라!

온몸이 나른하고 밥맛이 없어지며 두통, 구역, 구토 또는 배가 아프기도 하고 설사나 열이 나는 경우가 있다. 이런 증상이 며칠 동안 계속되다가 황달이 나타난다. 그리고 2~6주간 가량 지속되며 맥은 대개 빠르지 않다. 가끔 피부 가려움증을 느끼며, 황달이 나타나기 직전부터 소변이 암갈색을 띤다.

먹어야 할 좋은 식품

약쑥, 칡뿌리, 가막조개, 감초, 우렁, 사철쑥, 대황

동의보감 치료방법

- 칡뿌리 달인 물을 차처럼 자주 마시면 효과가 있다.
- 가막조개 1되를 물 1되에 넣고 1시간쯤 삶은 후에 조개는 건저 내고 3홉 가량으로 다시 졸여 소금이나 간장으로 간을 맞춰 1일 3회로 나누어 마신다.
- 가막조개 껍질을 가루로 만들어 하루 3회 1돈씩 복용한다.
- 논우렁이 껍질을 물로 달여 하루 3번 1회에 반 공기씩 마시면 효과가 있다.

- 사철쑥 4돈과 대황 1돈을 3홉의 물로 2홉이 되게 달여 복용하면 특효하다.
- 감초를 진하게 달여 마시면 해독작용을 하므로 효과가 있다.
- 말린 약쑥의 잎과 줄기를 삶아서 10~20g씩 복용한다. 몸이 가려울 때는 사철쑥 삶은 물에 적신 수건으로 닦아내면 시원하게 멈춘다.
- 더위지기풀(국화과의 낙엽, 활엽 관목)을 달여서 하루 15g 가량씩 복용하면 특효하다.
- 거여목(개자리)[35]을 날로 먹던가 나물을 무쳐 먹는다.

---

35) **거여목** : 콩과의 두해살이풀. 높이 30~60cm. 길가에 자람. 줄기가 땅 위로 비스듬히 뻗으며 잎은 세 잎으로 되고 봄에 노란꽃이 핌. 풋거름, 사료용으로 재배됨.

034 머리가 아프고 열이 나며 기침이 난다.

감기(感氣)

이런 증상을 확인하라!

갑자기 오한이 나고 콧물이 나며 재채기를 하고 목이 아프다. 37~38도의 열이 나는 등 급성으로 발병한다. 특히 어린아이들에서는 열이 높고 증세가 심하게 나타난다.
보통 열은 3~4일 계속하며 두통, 피로감은 5일쯤만 지나면 좋아진다. 1차적인 급성기가 지나면 2차적으로 여러 가지 세균이 기관지에 들어가 기관지염이 생겨 기침을 하고 담이 나온다.

먹어야 할 좋은 식품

매오징어, 파, 메밀, 실, 유자, 삼백초, 말오줌나무, 범의귀, 밀감

동의보감 치료방법

- 달걀 술을 만들어 마시면 효과가 좋다. 달걀 노른자위 1개를 작은 냄비에 넣고 설탕 약간을 가미하고 청주 1컵을 서서히 부은 다음 끓는 물에 잘 젓는다.
- 뜨끈뜨끈한 콩나물국이나 칼국수 또는 우동에 고춧가루를 넣고 땀을 흘리면서 먹고 나면 가벼운 감기는 즉시 낫는다.
- 말린 감국꽃(노란 꽃이 좋다) 10g 가량을 물로 달여 마신다(꽃이

없을 때는 뿌리를 쓴다).

- 말린 삼백초잎 한 줌 가량을 물로 달여 따뜻할 때 마신다.
- 삼백초잎으로 만든 즙에 새앙즙, 설탕을 넣어 마신다.
- 말린 꽈리나무 뿌리 8~15g 가량을 달여 마시면 열이 내리는 효과가 있다.
- 말오줌나무 꽃을 그늘에 말려 달여 마시면 발한작용을 촉진시키는 효과가 있다.
- 말린 범의귀잎 20g을 달여 마시면 효과가 좋다
- 오매(烏梅) 2개를 태워 가루를 내어 같은 양의 생강즙을 붓고 약간의 간장을 넣은 다음 뜨거운 물을 부어 한 번에 마시고 잠을 자고나면 땀이 나면서 감기가 낫게 된다.
- 초 1잔(작은 잔)에 설탕을 약간 넣은 다음 끓는 물을 부어 한 번에 마신다.
- 유자로 즙을 내어 설탕을 조금 넣고 끓는 물을 부어 마신다.
- 붉은 겉메밀 2돈 쭝에 흰 파뿌리 3개를 넣고 달여 마신 다음 땀을 내면 효과가 좋다.
- 흰 파뿌리 7~8개에 검은콩 3숟갈을 넣고 달여 마시면 효과가 좋다.
- 전피(귤껍질 말린 것) 5~10g에 적당 양의 흑설탕과 함께 찻잔에 넣고 끓는 물을 부은 다음 찻잔 뚜껑을 10분 정도 덮어 두었다가 한 번에 마신다.
- 오징어를 잘게 찢어 채 썬 파와 함께 끓는 물에 넣어 그 탕을 마시면 효과가 좋다.

035 열이 나고 목이 근질근질하다.

기관지염(氣管支炎)

이런 증상을 확인하라!

기관지가 늘었다 줄었다 하며 점막이 붓고 끈적끈적한 분비액 때문에 일어나는 병이다. 그래서 숨을 들이쉬기 힘들고 내쉴 때는 고통을 느낀다. 그 결과 폐에는 공기가 많이 차게 되고 산소의 흡수가 나빠지며 탄산가스의 배출이 방해되기 때문에 호흡의 곤란을 느낀다.
기침이나 담이 많은 것이 아니어서 담이 나오면 숨쉬기가 편하고 발작도 가라앉는다.
한편 발작이 일어날 때는 가슴에 압박을 느끼며 얼굴에서도 입술과 코끝이 창백해지고 식은땀을 흘린다. 환자는 심한 고통으로 누워 있지 못하고 앉아서 호흡을 하게 된다.
숨을 들이쉴 때는 피리를 부는 것 같은 마른 소리가 나며 내쉴 때에는 쌕쌕거리며 더 큰 소리가 난다. 천식 발작은 밤과 아침에 더하며 낮에는 비교적 덜 한다.

먹어야 할 좋은 식품

감자, 구기자, 연근, 무, 매실, 송진, 은행

동의보감 치료방법

- 감자를 넣고 된장국을 끓여 뜨거울 때 먹으면 기침을 멈추게 한다.

- 구기(拘杞)잎을 달여 마시면 열이 내린다.
- 매실씨를 굽든가, 생으로 씹어 먹으면 효과가 좋다.
- 송진(松津)을 식용 알코올에 녹여 물을 적당히 부어서 1일 2~3회 마시면 효과가 좋다.
- 연뿌리를 썰어서 달여 마시면 기침이 멎는다.
- 무를 칼로 둥글게 썰어 수수엿에 넣어두면 물엿이 되는데, 여기에 끓는 물을 부어서 마신다.
- 무를 참기름과 꿀을 혼합하여 달여서 먹는다.
- 은행을 찧어 생즙을 내어 마신다.
- 은행을 참기름에 볶아서 먹는다.
- 닭에다 은행을 넣고 달여 먹는다.
- 은행은 한 번에 5~10개 정도가 적당하다.

036 늘 피로감에 젖어있고 잠잘 때 식은땀이 나고 기침 가래가 있다.

폐결핵(肺結核)

이런 증상을 확인하라!

폐결핵으로 호흡의 곤란증을 느끼는 것은 폐조직의 상당한 부분이 침범됨으로써 호흡에 관여하는 폐문이 축소되는 현상이 일어나기 때문이다. 그러므로 경증의 결핵 증세에는 호흡 곤란이 오는 일은 거의 없고 중증 이상에서 흔히 나타난다.
가래침에 피가 섞여 나오는데 이것을 혈담이라고 하고 피만 나오는 것을 각혈이라고 한다. 피와 병의 경중과는 큰 관계가 있는 것으로 보지 않는다.

먹어야 할 좋은 식품

밤장어, 은행, 생강, 마늘, 마, 알로에, 구기자 뿌리, 무, 백합, 율무

동의보감 치료방법

- 마를 구워 먹으면 강장의 효과가 있어 유익하다.
- 알로에 3cm 가량을 갈아서 즙을 내어 마신다.
- 구기자 뿌리의 껍질을 1일량 10~15g 가량 달여 마시면 강장에 효과가 있다.
- 은행을 참기름에 1개월간 담갔다가 하루에 3개씩 잘 씹어 먹는다.

- 뱀장어의 피와 담즙을 함께 섞어 마시면 효과가 있다.
- 무와 백합을 같은 비율로 섞어서 가루를 내어 꿀로 환을 지어 복용하면 효과가 있다.
- 율무쌀을 맷돌에 갈아서 죽을 쑤어 먹으면 효과가 있다.
- 생강즙 반 순갈씩을 하루 4~5회 마시면 효과가 좋다.
- 꿀물에 마늘을 담가 놓고 수시로 먹으면 원기를 회복시킬 수 있다.
- 뱀장어의 피를 마신다.
- 뱀장어를 끓일 때 나오는 노란색 기름을 마신다.

도움말 · **건강 10훈**

① 고기를 적게 먹고 야채를 많이 먹는다.

② 소금을 적게 먹고 초를 많이 먹는다.

③ 설탕을 줄이고 과일을 많이 먹는다.

④ 음식을 적게 먹고 많이 씹는다.

⑤ 근심을 적게 하고 잠을 많이 잔다.

⑥ 화를 적게 내고 웃음을 많이 한다.

⑦ 의복을 적게 입고 목욕을 자주 한다.

⑧ 말을 적게 하고 행동을 많이 한다.

⑨ 욕심을 적게 내고 많은 봉사를 한다.

⑩ 차를 적게 타고 많이 걷는다.

037 기침, 가래에 피가 섞여 나온다.

폐렴(肺炎)

이런 증상을 확인하라!

오한이 나고 몸이 떨리며 39~40도 높은 열이 난다. 이러한 상태는 보통 30분 내지 수시간 동안 계속되며 환자는 중병에 걸린 느낌을 갖게 된다. 심한 두통을 앓으며 식욕이 감퇴되고 토하는 경우도 있다. 흉통, 기침이 반복되는 흉부 증세가 나타난다.

먹어야 할 좋은 식품

매실, 황벽나무, 닭의 피

동의보감 치료방법

- 황벽나무의 내피를 가루로 만들어 하루에 6~9g을 복용하면 효과가 있다.
- 닭의 생피를 마시면 효과를 얻을 수 있다.
- 매실주를 가재나 수건에 적셔 흉폐부나 목에 찜질하면 기침이나 목 아픈 것을 가라앉힐 수도 있으며 치료에도 도움이 된다.

038 감기나 천식 등으로 분비물이 나온다.

가래(痰)

이런 증상을 확인하라!

상기도(上氣道)로부터 폐에 이르는 호흡기 계통의 여러 곳에서 나온 분비물로서 외부로 뱉어낸 것을 말한다. 원래는 기도 점막의 보호물질이지만, 외부 환경 또는 질병으로 하여 분비량이 많아지거나 천식의 경우 등 농도가 짙어져서 고통을 받는 원인이 된다.

먹어야 할 좋은 식품

도라지, 생강, 은행, 배, 무, 우엉, 수세미

동의보감 치료방법

- 도라지를 하루에 2g 가량 달여 마신다.
- 하국꽃을 말려서 물로 달여 마시면 효과가 있다.
- 도라지 뿌리 20g, 양귀비 열매, 껍질 15g을 물 4홉으로 반이 되게 달여서 하루에 8번 나누어 마신다.
- 우엉 뿌리로 생즙을 내어 마시면 가래가 있을 때 효과를 본다.
- 수세미 줄기에서 받은 수액을 마시면 좋다.
- 행인(살구씨) 5~6개를 가루로 만들어 물과 함께 마시면 효과가 있다. 달여 마셔도 좋다.

기관지천식(氣管支喘息)

이런 증상을 확인하라!

기관지 천식의 대표적인 증상으로 호흡곤란, 기침, 천명(쌕쌕거리는 거친 숨소리)이다. 이러한 증상이 반복적 발작으로 나타나지만, 실제의 천식 환자는 전형적인 천식보다 비전형적인 증상을 호소하는 경우가 많다.

먹어야 할 좋은 식품

마, 옥수수 기름, 뽕나무 껍질, 질경이, 감국, 명아주, 알로에, 쑥, 복숭아, 살구, 호박

동의보감 치료방법

- 옥수수 기름 한 숟갈을 매일 1~2회씩 복용하면 낫는다.
- 뽕나무 껍질을 달인 10g 가량의 물을 1일 2~3회 나누어 마신다.
- 질경이와 쑥을 2대 1의 비율로 하여 약간의 감초를 넣고 달여서 차 대신 자주 마시면 효과가 있다.
- 행인과 도인 복숭아씨 알맹이 각 반 냥을 볶아 가루로 밀가루와 함께 물에 개어서 환을 만들어 1회 1돈씩 생강탕이나 꿀탕으로 복용한다.
- 감국 뿌리를 그늘에 말려서 차 대용으로 달여 마시면 효과가 좋다.

- 명아주 전초를 말린 다음 물로 달여서 마셔도 효과가 좋다.
- 알로에잎을 강판에 갈아 즙을 내어 작은 잔으로 1잔 가량 마신다.
- 말린 부들잎을 가루로 만들어 2돈 쫑씩 미음에 타서 마시면 효과가 있다.
- 마 생즙과 사탕수수 즙을 함께 끓여서 마시면 즉시 효과가 있다.
- 말린 참외 꼭지 7개를 가루로 만든 다음 참외 꼭지를 달인 물에 타서 복용하면 즉시 낫는다.
- 달걀을 아이 오줌에 3~4일 담가 두었다가 삶아 먹으면 효과를 볼 수 있다.
- 늙은 호박 1개를 약간 잘라낸 다음 숟갈로 속을 파내고 그 속에 보리엿이나 수수엿을 가득 채워 넣고 동지 때까지 차가운 곳에 두었다가 솥에 넣고 푹 쪄서 조금씩 수시로 먹으면 매우 좋은 효과를 볼 수 있다.

040 감기나 천식 등으로 심한 기침을 한다.

기침이 날 때

이런 증상을 확인하라!

기침의 증세를 여러모로 구분할 수가 있다.

- 담이 나오지 않고 인두, 후두, 기관의 염증, 흉막염, 폐암, 폐염 초기, 폐결핵 등에서 볼 수 있는 마른기침이 잘 나오는 증세가 있다.
- 담이 잘 나오며 기관지염, 폐염, 폐농양, 기관지 확장증 등에서 볼 수 있는 습관성 기침 증세가 있다.
- 백일해, 급성 후두염, 후두 결핵, 기관지염, 기관지염에서 볼 수 있는 발작성 기침이 있는데 대개 밤에 기침이 심하고 낮에는 드문 편이다.

먹어야 할 좋은 식품

생강, 무, 구기자, 표고버섯, 복숭아, 질경이, 모과

동의보감 치료방법

- 꿀을 매일 조금씩 빨아 먹으면 효과가 좋다.
- 구기자 뿌리의 껍질을 1일 10g씩 달여 마시면 효과가 있다.
- 남천촉 열매 10알 가량을 500cc의 물로 2/3양이 되게 달여 마시면 효과가 있다.
- 식초를 10배의 물에 타서 마시면 효과가 있다. 평소에 초가 들어

간 음식을 많이 먹는다.

- 복숭아 껍질에 흑설탕을 약간 넣고 짓찧어 백비탕(白沸湯)으로 복용하면 좋다.
- 표고버섯을 달인 물에 꿀이나 설탕을 조금 가미하여 마신다.
- 마로 생즙을 내어 설탕을 가미하고 끓는 물을 부어 마신다.
- 순무로 즙을 내어 얼음사탕을 온수로 녹여서 섞어 마시던가 순무즙을 그대로 마신다.
- 달걀 1개를 깨어 생강즙과 설탕 또는 꿀을 가미해서 온수를 부어 따뜻할 때 마신다.
- 흰 수탉 1마리를 술로 고아 탕과 고기를 먹는다.
- 꿀을 물에 타서 매일 차 대신 마시면 낫는다.
- 마른 모과나 생모과를 달여 꿀을 약간 타서 자주 마시면 낫는다.
- 질경이씨 5g 가량을 무와 함께 달여 마시면 낫는다.
- 후춧가루를 1회에 반 돈씩 하루 3회 생강즙에 타서 마신다.
- 돼지고기를 삶아 먹는다.

041 갑자기 정신을 잃고 심한 경련을 일으키며 쓰러진다.

간질병(癎疾病)

이런 증상을 확인하라!

갑자기 의식을 잃고 쓰러져 온몸에 경련을 일으키며 입에는 거품을 물고 눈동자의 초점이 흐려진다. 발작 기간은 2~3분 정도의 짧은 순간이며 이 밖에도 소발작 또는 재즈식 발작 등이 있다.
뇌의 신경세포가 발작적, 병적으로 심한 경련을 일으키는 인사불성이 되는 병이다.
대발작, 소발작, 정신운동발작 등으로 나눌 수 있는데 전신경련으로 정신을 잃고 쓰러지는 것이 대발작이다.
경련은 보통 1분 이내로 끝나지만, 그 뒤 잠에 빠지던가, 회복기에 흥분해서 돌아다니던가, 난폭한 행동을 하는 경우도 있다. 그러나 본인은 발작이 있었던 일을 전혀 모른다.

먹어야 할 좋은 식품

수꿩, 작약, 범의귀, 웅담

동의보감 치료방법

- 수꿩을 뚜껑이 있는 질그릇에 담아 불속에서 태워 가루를 만들어 1회 1순갈씩 백탕으로 복용하면 효과가 있다.
- 간질이 발작하면 웅담을 물에 개서 2~3방울 콧구멍에 떨어뜨리

면 효과를 본다.

- 흰 봉선화 줄기를 잘게 썰어 물을 붓고 달여서 하루에 두 차례씩 장복하면 탁월한 효과가 있다.
- 박씨, 개구리, 소의 지라, 마늘, 꿩고기, 돼지염통을 익혀서 먹는다.
- 말린 작약뿌리 8g에 감초를 약간 넣고 500cc의 물로 반이 되도록 달여 1일 3회로 나누어 마시면 효과가 있다.
- 범의귀잎에 소금을 넣고 잘 주무른 다음 짜서 즙을 내어 발작이 있을 때 먹는다.

도움말 · **건강하려면 스트레스를 다스려야 한다.**

스트레스는 만병의 근원이라는 극단적인 표현을 하는 학자도 있다. 모든 병의 근원이 스트레스만은 아니겠지만 대부분의 질병이 스트레스 때문에 생기거나 최소한 질병에 영향을 미치고 있는 것이 사실이다. 스트레스는 주로 심리적인 것이어서 환경에 적응하지 못하게 되던지 생활 규범에 혼란을 가져와 노이로제, 고혈압, 위궤양, 두통, 당뇨, 천식, 설사, 변비 등 병적 증세가 나타나게 된다. 특히 동양의학에서는 칠정 즉, 희(喜, 기뻐하는 것) · 노(怒, 성내는 것) · 우(憂, 우울해 하는 것) · 사(思, 근심하는 것) · 비(悲, 슬퍼하는 것) · 경(驚, 놀라는 것) · 공(恐, 겁내는 것) 등의 칠정이 지나치면 장부 기혈에 영향을 주어서 병을 일으킬 수 있다. 내장 장기에 먼저 병이 생겨서 정서 활동에 영향을 주는 경우도 있다.

042 두통이나 경련, 의식장애 등이 나타난다.

히스테리

이런 증상을 확인하라!

생리적인 변질성 정신병의 한 종류. 무의식적인 갈등이나 욕구불만이 신체적, 정신적 증상(예를 들면 보행장애, 지각장애, 기억장애 등)을 취함에 따라 해소되어 불안이 제거된다고 하는 심리적인 메커니즘을 나타내는 것이나. 정신 신경증의 한 유형. 정신적인 원인으로 운동 마비 실성 · 경련 따위의 신체 증상이나 건망과 같은 정신 증상이 나타남.

먹어야 할 좋은 식품

꿀, 녹각

동의보감 치료방법

- 녹각을 가루로 만들어 매회 2돈씩 술에 타서 마시면 매우 효과가 있다. 특히 여자에게 효과가 높다.
- 꿀을 조금씩 자주 먹으면 신기하게 좋은 결과를 얻을 수 있다.

043 손 · 발 부위가 잠을 못 이룰 정도로 아프다.

통풍(痛風)

이런 증상을 확인하라!

1. 여러 관절이 아프기보다는 한 부위에 심한 통증이 있고 서서히 아프기보다는 갑작스런 통증이 있다.
2. 주로 엄지 발가락, 발목, 무릎 등 하지의 관절에 통증이 있다.
3. 극심한 통증뿐만 아니라 관절이 부어오르며 붉어지거나 열감이 느껴진다.
4. 잠을 못 이룰 정도로 아프고, 신발을 신기조차 힘들어진다.
5. 1~2일 동안은 통증과 염증이 점점 심해지다가 1~2주에 걸쳐 저절로 좋아진다.
6. 단단한 혹이 귓바퀴와 팔꿈치, 발가락, 손가락 등 관절 부위에 생긴다.

먹어야 할 좋은 식품

수련, 개다래나무

동의보감 치료방법

- 개다래나무 열매 10g을 500cc의 물로 2/3양으로 달여 1일 3~4회로 나누어 마시면 통증이 멎는다.
- 수련 뿌리를 달여 마시면 발작할 때 일어나는 통증도 곧 멎게 된다.

각기(脚氣)

이런 증상을 확인하라!

각기는 흰쌀을 주식으로 하는 나라에서 발생했기 때문에 옛날부터 식사와 관계가 깊은 것으로 주목되어 오던 중 쌀 분겨 속에서 '비타민 B1' 이 발견됨으로서 상습적 만성화한 결핍증이라고 말하게 되었다. 그렇지만 요즘에는 자율신경 실조증 같은 것으로부터 오는 경우도 이외로 많다. 전신, 특히 다리에 힘이 없고 운동할 때 숨이 끊어질 듯하여 몹시 괴롭고 손가락과 발가락이 부어오르는 것이 주된 증상이다.

먹어야 할 좋은 식품

모과, 구기자, 수수 수염, 고사리, 우렁이, 자라, 검은콩, 잉어

동의보감 치료방법

- 우렁이를 삶아서 먹으면 효과가 있다.
- 1근 정도의 자라를 불에 구워서 마늘 5~6쪽을 썰어 넣고 요리를 만들어 먹으면 즉시 낫는다. 또는 끓여서 탕으로 마셔도 좋다.
- 현미 5, 팥 1의 비율로 밥을 지어 먹으면 비타민 B1을 많이 섭취하게 됨으로 치료에 효과적이다.
- 쌀분겨 고은 것을 볶아서 1일 3회 물로 복용한다.

- 옥수수를 수염이 붙어있는 채로 달여 마시면 부기가 빠진다.
- 그늘에 말린 고사리를 태워 가루로 만든 다음 초에 타서 마시면 효과를 볼 수 있다.
- 모과를 달여 마시던가 썰어서 헝겊주머니에 넣어 밟고 있는다.
- 구기자잎과 봉선화잎을 함께 짓찧어 달여 자주 마신다.
- 비파나무잎과 겨우살이잎을 같은 비율로 하여 술에 달여 마신다.
- 볶은 분겨 가루로 환을 지어서 1회에 3g가량을 하루 세 번 복용하던가, 분겨를 넣고 끓인 된장국을 식사할 때 함께 먹으면 매우 좋다.
- 팥 1홉과 잉어 1마리를 함께 달여 먹는다.
- 물 5되에 검정콩 1되를 삶은 다음 콩은 건져내고 그 탕으로 찜질을 하면 효과가 있다.

045 성적인 관계가 원만히 이루어지 못한다.

조루증(早漏症)

이런 증상을 확인하라!

이 병의 90% 이상 즉, 거의 대부분은 심인성인 것으로 생각된다. 그밖의 원인으로는 당뇨병, 알코올 중독 등의 전신적인 병이 영향을 미치는 수가 많다. 성교는 성욕, 발기, 음경 삽입, 사정이라는 연속된 상태에서 이루어지는 것인데, 이 중에 어떤 장애가 있어 성교가 불가능하게 되는 상태를 말한다.

먹어야 할 좋은 식품

인삼, 도라지, 삼지구엽초[36], 구기자

동의보감 치료방법

- 구기자 뿌리 껍질을 말린 지골피(地骨皮)를 하룻밤 술에 담가 두었다가 구기자 술로 마시면 효과가 있다.
- 도라지 뿌리 5g을 1일 양으로 하여 500cc의 물로 2/3로 달여 1일 3회 나누어 마신다.
- 인삼 4g을 물로 달여 1일 3회로 나누어 마시면 효과가 좋다.

---

36) **삼지구엽초(三枝九葉草)** : 매자나무과의 여러해살이풀. 늦봄에 홍자색 또는 흰 네잎 꽃이 핌. 잎 말린 것을 '음양곽'이라 하여 강장제로 씀.

046 지속적으로 잠이 잘 오지 않는다.

불면증(不眠症)

이런 증상을 확인하라!

정말로 자고 있지 않는 것인지, 또는 잘 수 없다고 생각해서 그러는 것인지, 그것이 문제인 것이다. 그렇지만 일반적으로 말해서 어떤 사람이던지 필요한 만큼은 자고 있는 것으로서 다만 숙면감이 없기 때문에 주관적인 불면인 경우가 많다.

먹어야 할 좋은 식품

은행, 매실, 감람

동의보감 치료방법

- 실파 뿌리 5~6개를 된장에 찍어서 먹으면 휘발성 성분의 작용으로 잠이 잘 오게 된다.
- 산조인(멧대추의 씨) 19g을 약간 볶아 두었다가 2홉의 물이 1홉 정도가 되게 달여서 하루에 세 차례씩 공복에 계속 4~5일간 복용하면 효과를 얻을 수 있다.
- 양파나 재래종 파를 수시로 생식을 하거나 2홉의 물이 1홉 정도가 되게 달여서 아침 저녁으로 두 차례씩 공복에 복용하면 놀라운 효과가 있다.

- 대황, 황령, 황련(미나리아재빗과의 여러해살이풀)을 각 1g씩 0.6홉의 물에 열탕하여 1회에 복용하면 그 효과가 놀랍다. 이 약은 삼황사심탕이라는 한방 처방이기도 한다.
- 씨를 빼낸 매실 1개를 찻잔에 넣고 끓는 물을 부어 취침 전에 마시면 효과가 있다.
- 은행알 2개를 짓찧어 물로 복용하면 즉효하다.
- 감람(감람나무과의 열매)[37]을 불에 구워 먹으면 낫는다.
- 마늘의 생즙을 내어 머리맡에 놓고 냄새를 맡으면서 잠을 자면 잘 온다.
- 오엽송(잣나무)의 씨 2개를 3홉의 물에 넣고 2홉이 되게 달여서 하루에 네 차례씩 공복에 복용하면 특효가 있다.
- 오랑캐꽃 뿌리를 캐어 그늘에 말린 다음 그것을 3홉의 물을 붓고 2홉이 되게 다려서 먹거나 가루로 만들어 1회에 19g 정도를 열탕에 타서 공복에 복용하면 특효가 있다.

---

37) **감람** : 감람나무의 열매. 푸른빛이 나는 타원형의 핵과로 맛이 좀 시고 떫으나 먹을수록 단맛이 남.

047 차, 비행기, 배를 탈 때에 일어나는 어질증으로 토한다.

멀미

이런 증상을 확인하라!

멀미는 병이 아닌 증세의 대표이다. 멀미를 하는 사람 중에는 금방 죽을 것처럼 괴로워하는 사람도 있다. 이런 사람은 일반적으로 자율신경이 과민한 사람인데 심리적인 영향도 무시할 수는 없다. 그러므로 한번 멀미를 하게 되면 그 다음부터는 걱정이 되어 더 멀미를 한다.

먹어야 할 좋은 식품

매실, 솔잎, 생강, 남천초, 송진, 밤

동의보감 치료방법

- 솔잎 몇 개를 입에 넣고 씹어도 효과가 있다.
- 송진가루 2g 가량을 차 타기 전에 복용하면 멀미를 방지할 수 있다.
- 생밤을 많이 먹으면 효과가 있다.
- 생강을 갈아 즙을 낸 다음 끓는 물을 부어 마시면 효과가 좋다.
- 건매실을 입 속에 물고 있던가, 레몬을 때때로 씹어도 멀미가 일어나지 않는다.
- 등자껍질과 소나무껍질(쪄서 말린 것)을 가루로 만들어 1회에 4g 가량 물과 함께 복용하면 효과가 있다.

048 사소한 감정 체험이 민감하게 반응한다.

노이로제(神經症)

이런 증상을 확인하라!

무엇인가 위험한 일이 닥칠 것도 같고, 무서운 병에 걸릴 것도 같고, 교통사고가 날 것도 같고, 그래서 죽을 것만 같아져서 자꾸만 불안한 마음이 일어난다. 불안한 것이 일정한 것이 아니라 주위 환경에 부딪히는 것마다 모두 불안하다. 이런 경우에 불면증, 두통, 소화장애, 변비 같은 질환으로 발전해 가슴이 몹시 뛴다.
보통 사람이라면 그냥 넘길 수 있는 일에도 민감하게 반응하여 불안감과 초조를 느끼는 한편 두통, 현기, 동계(動悸), 변비, 건망, 불면, 목에 무엇이 걸린 듯 한 느낌, 피곤 등의 신체적 고통을 끊임없이 호소한다. 그러므로 자신은 위나 심장계통의 질환일거라고 생각하는 경우가 있는데, 사실은 노이로제의 원인이 주가 된다.

먹어야 할 좋은 식품

오가피, 꿀, 양파, 창출

동의보감 치료방법

- 오가피 38g 가량을 물로 달여 1회에 다 마신다.
- 매 식사 때마다 꿀을 반 숟갈씩 장기간 복용해도 효과가 있다.
- 창출 8~30g을 2홉의 물로 반이 되게 달여 3회에 나누어 마시면

효과가 있다.

- 양파를 상식하면 효과를 얻을 수 있다.
- 꿀을 찻숟갈로 셋 가량을 100cc의 더운물에 타서 조석으로 매일 복용하면 효과가 좋다.

신경 우울증이 있을 때

- 연근의 생즙을 내어 하루 두 차례씩 1회에 반 컵 정도로 2~3일간 계속해서 복용한다.
- 인삼, 석창포(천남성과의 여러해살이풀), 초롱담에 2홉의 물을 붓고 1.4홉의 되게 달여서 하루 세 차례로 나누어 장복한다.
- 식혜에 고춧가루를 약간 맵게 타서 자주 먹는다.
- 돼지고기의 비계를 삶아서 3~4회 정도 먹는다.
- 생굴에 초를 쳐서 먹는다.

관절염(關節炎)

이런 증상을 확인하라!

만성관절염은 만성관절수종이라는 것이 있어 관절에 액체가 고여서 관절이 부어오른다.
특수성 관절염은 결핵성인 것이 대표적인데 무릎과 다리 관절을 해친다. 가벼운 절름발이가 되면서 아프고 발이 변형되며 관절이 터져서 고름이 나오게 된다.

먹어야 할 좋은 식품

복어, 부들, 생강, 감, 고비, 우엉

동의보감 치료방법

- 부들[38] 꽃가루 8냥에 삶은 부자[39] 1냥 중을 넣고 함께 가루를 만들어 1회 1돈씩 냉수로 마시면 효과가 좋다.
- 생강을 짓찧어 아교에 개어 뜨겁게 붙인다.
- 3년 이상 묵은 주초(약초를 술에 적셔서 볶은 것) 5되를 끓이다가

---

38) **부들** : 부들과의 여러해살이풀. 개울가, 연못가에 남. 줄기는 곧고 잎은 선형. 여름에 원주형의 누런 꽃이 피며 꽃가루는 지혈제로 씀.
39) **부자(附子)** : 바꽃의 알뿌리. 양기를 돋고 체온이 부족한 병에 좋으나 극약임.

파대가리 5되를 중간에 썰어 넣고 다시 끓인 다음 파는 건져내고 그 즙에 헝겊을 적셔서 뜨겁게 찜질을 하면 통증이 멎는다.

- 우엉씨 3냥, 콩자반 1홉을 함께 볶아 강활(한약) 1냥과 함께 갈아서 가루를 내어 1회 2돈씩 백비탕으로 1일 3회 복용한다.
- 황백피(황백나무의 껍질)를 그늘에 말려서 가루를 만들어 식초에 개어 환부에 붙여주는데 하루 한 차례씩 새것으로 갈아 계속적으로 치료를 하면 놀라운 효과가 있다.
- 황토흙을 곱게 체에 쳐서 가루를 만들어 식초에 이겨서 환부에 하루 한 차례씩 5~6일만 계속 붙여주면 즉효하다.
- 묵은 생강을 40g 가량 강판에 갈아서 헝겊주머니에 넣어 900cc의 물로 달여 생강탕을 만든다. 이 생강탕에 수건을 적셔서 찜질을 한다.
- 뼈골이 쑤시는 데는 떫지 않는 감물을 매일 한 잔씩 마시면 효과를 얻을 수 있다.
- 무릎 관절통에는 고비[40]를 진하게 달여 마신다. 또는 그 즙으로 찜질을 하던가, 발라도 효과를 얻을 수 있다.
- 월계수 열매를 그늘에서 말린 것 10개와 월계수잎 열다섯 잎을 3홉의 물에 넣고 2홉 정도 되게 달여서 하루에 세 차례씩 복용하는데 1회마다 작은 잔으로 장복하면 놀라운 효과가 있다.
- 난초 뿌리를 캐어 그늘에 말린 것 3.7g을 2홉의 물에 넣고 1홉 정

---

40) **고비** : 고빗과의 여러해살이풀. 산과 들에 나는데 높이 1m 정도. 어린 잎과 줄기는 식용. 뿌리는 약용.

도가 되게 달여서 하루에 두 차례씩 공복일 때 꾸준히 복용하면 큰 효과를 본다.

- 월계수 열매를 따서 그늘에 말렸다가 가루로 만들어 참기름에 개어 환부에 하루에 두 차례씩 새것으로 갈아 붙여주면 효과가 좋다. 한 번에 그치지 말로 계속적으로 일주일 이상 치료를 하도록 한다.
- 3년 묵은 시래기를 물에 담그었다가 푹 쪄서 환부에 하루에 두 차례씩 새것으로 바꾸어 주면서 5~6일 동안 계속하면 찜질 작용이 곁들여 특효가 있는 요법이다.

도움말 · **스트레스를 해소할 수 있는 출구 찾기**

- 신체적 · 정신적 긴장을 배출한다.
- 부적절한 자기 파괴적인 행동들을 순응적이고 자기 보호적인 행동들로 전환한다.
- 긴장을 배출하는 방법으로 선택할 수 있는 안전한 활동에는 유산소 운동, 사격, 정원 가꾸기, 바느질, 집안일 하기, 산책 등과 같은 육체적인 활동이 포함된다. 이와 같이 긴장을 해소시킬 수 있는 활동을 통해 스트레스 해소에 도움을 받을 수 있다.

050 갑자기 이곳저곳 아프든가 반복적으로 찾아오는 심한 통증을 느낀다.

신경통(神經痛)

이런 증상을 확인하라!

일반적으로 원인을 알 수 없이 사지 중에서 어디가 아프게 되면 신경통이라고 말하는데, 그것은 병세를 잘못 판단하고 있는 것이다.
신경통이라는 것은 어떤 신경의 주행에 따라 심한 통증을 일으키면서 어떤 압통점을 누르면 그 아래의 신경주행에 따라서 통증이 일어나는 특징을 가지고 있는 현상을 뜻하게 되는 것이다.
이 원인으로는 신경이나 신경을 싸고 있는 신성초의 염증이나 신경에 영양을 공급하고 있는 혈관의 장액 또는 신경이 눌리거나 당겨질 때, 아니면 주위의 어떤 종창으로 밀려났을 경우 나타나게 된다.

먹어야 할 좋은 식품

고구마, 생강, 머루, 알로에, 홍귤나무, 율무, 쑥

동의보감 치료방법

- 홍귤나무[41]의 꽃으로 빚은 술을 매일 조금씩 마시면 신기하게 효과를 본다.

---

41) **홍귤나무** : 운향과에 속하는 상록 활엽의 작은 고목. 잎은 긴 타원형이고 가에 톱니가 있음. 6월에 흰 꽃이 피고, 열매는 납작한 구형인데 등황색으로 익으며 약용으로 쓰임.

- 고구마엿을 장복해도 매우 효과가 좋다.
- 통증이 있는 곳에 생강을 문지르면 효과를 본다.
- 알로에를 강판에 갈아 헝겊에 얇게 펴서 환부에 붙인다.
- 머루를 병에 넣고 1개월 가량 지난 후에 그 액을 환부에 바르면 효과가 좋다.
- 율무쌀 15냥 쭝과 부자(附子) 10쪽을 따로 볶아서 가루를 만들어 잘 섞은 다음 한 번에 1돈 쭝씩 하루 세 번 복용하면 효과가 있다.
- 말오줌나무와 자금우(자금우과에 속하는 상녹 관목) 각 한 줌씩을 900cc의 물로 달여 그 탕에 수건을 적셔 환부에 찜질한다.
- 너삼(황기)을 달여 먹거나 닭 속에 지네 4마리 정도를 넣고 고아서 2~3차례만 복용하면 신기한 효과가 있다. 참새를 잡아서 털 채 구워서 털을 뜯고 그 고기를 먹거나 물에 삶아서 먹어도 효과가 좋다.
- 쑥뿌리를 달여 마신다. 쑥찜, 쑥뜸, 쑥탕 등도 매우 좋다.
- 담이 결릴 때는 첨난성, 감꼭지, 메밀, 생강, 송진을 달여 자주 복용하면 염증이 가시며 낫는다.

051 입안이 마르고 소변 양이 많아지며 단 것이 먹고 싶다.

당뇨병(糖尿病)

이런 증상을 확인하라!

초기에는 자각증상이 없는 수가 많고 어느 정도 진행하면 대개는 소변의 양이 많아지면서 입안이 마르고 수분을 찾게 된다. 또 이상하게 단 것이 먹고 싶어지는데, 이것은 혈액 속에 있는 당분이 오줌에 섞여 배출되어 버리기 때문이다.
단 것을 주로 하여 식욕은 증가하나 체중은 오히려 줄어든다.
부스럼이 생기는가 하면 신경통으로 고통을 받는 사람도 있다. 성욕도 감퇴하고 백내장이 진행되기도 하며 혼수를 일으키는 경우도 있다.

먹어야 할 좋은 식품

팥, 다시마, 붕어, 율무, 호박, 솔잎, 무화과, 연전초, 황련, 마, 무

동의보감 치료방법

- 연천초 잎 2냥을 3홉의 물로 2홉이 되게 달여 3회에 나누어 마신다. 2주간 복용하면 낫는다.
- 팥, 다시마, 호박을 함께 삶아 맵게 간을 하여 조금씩 먹으면 효과가 있다.
- 큰 붕어의 내장을 빼내고 그 속에 찻잎을 채워 넣은 다음 물에 적

신 문종이로 싸서 불에 구워 먹는다.

- 참벼짚을 뿌리와 함께 태워서 잿물을 내어 하루 1공기씩 조석으로 마시면 효과가 매우 좋다.
- 누른 토종암탉을 삶아서 탕으로 마시면 효과가 좋다.
- 돼지 위속에 황련을 채워 넣고 솥에 푹 쪄서 짓찧은 다음 조금씩 미음으로 먹으면 좋다.
- 마를 쪄서 식사 전에 3~4냥 가량 먹고 난 다음 식사를 하면 신기하게 효과를 본다.
- 율무쌀로 죽을 쑤어 주식으로 하면 매우 좋다.
- 무즙을 달여 꿀탕에 섞어 마시면 효과가 있다.
- 율무쌀과 현미로 죽을 쑤어 먹는다.
- 호박을 상시로 먹는다. 설탕을 넣지 말고 찌던가, 삶던가, 끓여서 매일 먹으면 3~4주가 지나면 낫는 경우가 있다.
- 솔잎을 짓찧어 즙을 내어 마신다.
- 무화과 열매를 그늘에 말려서 2~3개를 500cc의 물로 2/3 가량으로 달여 마신다.

심장병(心臟病)

이런 증상을 확인하라!

심장은 깨끗하고 신선한 피를 온몸으로 보내며 오래된 혈액을 폐로 보내서 새롭게 하는 펌프 같은 역할을 한다. 구미에서는 성인병의 가장 많은 병이 심장병이라고 하는데 우리나라는 환자율이 그렇게 높지는 않다. 그러나 도시화해 가는 현실의 여건으로 해마다 늘어가고 있는 실정이다. 이 병은 대개 입술과 손톱이 자색으로 변하는 것이 특색인데 심장이 두근거리고 숨이 차며 가슴이 짓눌리는 것 같이 아프며 숨이 끊어지는 것 같은 고통이 있다.

먹어야 할 좋은 식품

복숭아, 포도주, 검은콩, 양배추, 굴, 영지버섯

동의보감 치료방법

- 푸른 대나무를 둘레 2.5cm 정도, 길이 80cm 정도 잘라 밑의 마디를 남겨 두도록 한다. 중간에 있는 마디를 파내어 그 대나무 속에 산 뱀장어를 4~6마리 정도 넣고 밑부분의 대나무 마디의 한 복판에 구멍을 조그맣게 뚫어놓는다. 이것을 비스듬히 경사지게 하여 불 위에 세워 두면 뱀장어의 기름이 대나무의 밑부분에 있는

마디의 구멍으로 흘러나오는데, 이것을 그릇에 받아 복용하면 심장병의 치유가 가능하다.

- 감, 달걀, 마늘, 벌꿀, 솔잎, 술지게미를 자주 먹어도 심장병에 좋은 효과가 있다.
- 큰 잉어를 소금과 식초를 희석한 물에 깨끗이 씻어내고 잉어의 머리와 허리 부분을 칼로 찌르면 피가 솟아 나온다. 이 생피를 굳기 전에 먹는데 하루 한 마리씩 4~5일 정도 계속해서 먹으면 심장병은 낫는다.
- 녹두 1홉과 후추 10알 가량을 섞어서 2홉의 물을 붓고 1홉 정도가 되도록 진하게 달여서 하루 세 차례씩 계속해서 오랫동안 복용하면 특효를 볼 수 있다.
- 민들레 뿌리를 캐어 그늘에 말린 것 7.5g을 생수 2홉 정도를 1홉이 되게 달여서 한 번에 복용하되 하루 세 차례씩 5일 정도만 복용하면 치유가 된다.
- 감초, 옥수수수염, 은방울꽃 뿌리, 복수초(미나리아제빗과 여러해살이풀) 뿌리, 장미 뿌리를 달여서 하루 세 차례씩 4~5일간 계속 복용하면 특효가 있다.
- 양파와 마늘을 초를 약간 쳐서 생것으로 자주 먹으면 심장병 치료에 큰 도움이 된다.
- 인삼을 한 번에 7.5g씩 달여서 복용하되 하루 세 차례만 계속해서 4~5일간 복용하면 심장이 튼튼해지기 때문에 차츰 병세를 치유해 갈 수 있다.

053 손발이 차가워지고 머리가 아프다.

두통(頭痛)

이런 증상을 확인하라!

두통은 심인성에서 발병하는데, 정신 신체화의 반응을 일으키는 증세로써 두통 이외에 불면증, 식욕불량 등의 여러 가지 신체적 증상을 병발하는 수가 많다.

먹어야 할 좋은 식품

파, 마늘, 도꼬마리, 사과, 매실, 메밀

동의보감 치료방법

- 평지[42]씨 1푼과 대황 2푼을 함께 가루를 낸 다음 코 구멍에 불어넣으면 즉효하다.
- 도꼬마리[43]씨와 천궁, 당귀를 같은 비율로 가루를 낸 다음 1회 3돈씩 맑은 차나 물에 타서 취침전에 마시고 자면 낫는다.
- 수세미 줄기를 짓이겨 생즙을 내어 하루 세 차례씩 복용하면 특효

42) **평지** : 십자화과의 두해살이풀. 높이 1m 내외. 봄에 노란 셋잎 꽃이 피고, 꽃이 진 뒤에 장각(長角)의 열매가 익음. 잎과 줄기는 식용. 씨는 식용유, 약재로 사용

43) **도꼬마리** : 국화과의 한해살이풀. 줄기 높이 1.5m 가량. 8~9월에 황색꽃이 핌. 수과는 타원형이고 갈고리가 있어 옷에 붙는다. 약재로 씀.

가 있다.

- 무 생즙을 내어 코 속에 3방울쯤 넣으면 효가 있다.
- 천궁(산형과의 여러해살이풀) 3.75~11.25g을 달여서 차로 마시면 즉효가 있다.
- 감국꽃을 따두었다가 그늘에 말린 다음 가루로 만들어 하루 세 차례씩 공복에 3.75g씩 복용하면 좋다.
- 사과를 껍질 채로 갈아서 즙이 흘러내리지 않고 문종이에 편 다음 이마에 올려 놓는다.
- 씨를 뺀 매실을 관자놀이에 붙인다. 매실속이 피부에 닿게 붙인다.
- 사람에 따라 비누로 머리를 감든가, 목욕을 해도 낫는 수가 있다.
- 파의 흰줄기만 잘라 코와 귀에 꽂고 있으면 신통하게 낫는다.
- 마늘 한쪽을 강판에 갈아 즙을 내어 코 속에 한 방울씩 떨어뜨리면 즉효하다.
- 모란 뿌리를 그늘에 말려 가루로 만든 다음 하루에 세 차례로 나누어서 복용을 하되 한 번에 3.75g을 열탕에 타서 먹는다. 4~5일간 계속해서 복용하면 완치가 가능하다.
- 칡줄기를 그늘에 말려서 고은 가루로 만든 다음 3.75g을 뜨거운 물에 타서 하루에 세 차례 복용한다.

054 유난히 콧물이 많이 나오고 두통이 있다.

축농증(蓄膿症)

이런 증상을 확인하라!

열이 오르며 오한이 나고 두통이 심하며 사지의 기운이 빠져서 자유롭게 거동하기가 힘들 뿐만 아니라 누런 콧물까지 쏟아져 나와 급성독감 비슷한 착각을 하기 쉬운 질환이다. 그 외에 신경성 증상으로 주의력이 산만해지며 기억력의 감퇴 등이 따르는 경우도 있다.

먹어야 할 좋은 식품

마늘, 삼백초, 수세미 넝쿨

동의보감 치료방법

- 녹차에 소금을 약간 넣고 스포이트를 사용하여 비공을 씻어내면 효과가 있다.
- 수세미 넝쿨을 잘게 썰어서 볶은 다음 가루를 만들어 1회에 1돈씩 술에 타서 마시면 효과가 있다.
- 조기의 뇌골 20개를 태워 가루를 내어 식후에 5푼 쭝씩 술에 타서 마시면 효과가 좋다.
- 마늘을 짓찧어서 양쪽 발바닥 중심에 붙이면 효과가 있다(코피 지혈에도 유효함).

- 삼백초 20g을 3홉의 물로 반량이 될 때까지 달여 1일 3회 공복에 마시는 한편, 생잎 3~4개를 으깨어 약간의 소금을 넣고 둥글게 만들어 양쪽 코 속에 번갈아 집어넣고 30분~1시간 후에 코를 풀면 고름 같은 콧물이 나온다.
  이것을 하루 2~3회씩 1~2주간 계속하면 고름이 깨끗하게 싹 빠진다.
- 수세미의 열매를 딴 뒤 마른 덩굴을 불에 쬐어 태워서 가루로 만들어 먹는 것도 축농증에 효과가 있다. 수박 넝쿨을 써도 좋다. 이것은 중국의 민간요법이다.

도움말

갈근탕 : 두통, 어깨 결림, 코막힘이 있는 감기 초기의 급성증에 이 처방이 좋다.

갈근탕가천궁신이 : 급성기에도 쓰지만 만성화하여 축농증이 된 경우에도 쓴다. 소아의 축농증과 두통, 어깨 결림이 있는 사람에게 좋은 처방이다.

만성비염(慢性鼻炎)

이런 증상을 확인하라!

코막힘이 주된 증상으로, 보통 좌우가 교대로 막히며 증상의 정도가 다양하다. 심할 때에는 양쪽 코가 모두 막혀 코로 숨을 쉬는 것이 힘들어지므로 환자는 입을 통해 호흡을 하게 된다. 비루(콧물) 역시 잘 나타나는 증상이며, 대개의 경우 수양성 비루(맑은 콧물)이다.

먹어야 할 좋은 식품

연뿌리, 아주까리씨

동의보감 치료방법

- 생 연뿌리를 강판에 갈아 즙을 내어 매일 밤 취침 전에 두 세 번씩 콧속에 넣어도 효과가 좋다.
- 아주까리씨 껍질을 벗겨서 짓찧어 솜에 싸서 콧속에 넣는다.
- 식염수를 사용하여 세정(코로 들여 마셨다가 입으로 내보낸다)을 매일 계속하면 염증이 가라앉는다.
- 추운 겨울에는 미지근한 물로 세정한다.

편도선염(扁桃腺炎)

이런 증상을 확인하라!

대부분의 경우 갑작스러운 고열과 오한이 나타난다. 뒤이어 인후통이 발생하고, 인두근육에 염증이 생기며 연하곤란 증상이 나타난다. 환자는 두통, 전신 쇠약감, 관절통 등의 신체 전반에 걸친 증상을 호소한다. 혀의 표면이나 구강 내에 두껍고 끈적끈적한 점액이 있을 수 있다. 압통성의 경부임파선비대가 흔하게 나타난다. 이러한 증상들은 대개 4~6일 정도 지속되고, 합병증이 없으면 점차 사라진다.

먹어야 할 좋은 식품

우엉, 버섯, 아주까리, 사과, 파, 오얏, 알로에, 벌집, 도라지, 잇꽃, 겨자

동의보감 치료방법

- 우엉씨 6g을 볶아 감초 6g과 함께 3홉의 물로 반량이 되게 달여 조금씩 마시면 효과가 좋다.
- 버섯을 가루로 하여 목구멍에 붙여 놓으면 낫는다.
- 껍질을 벗긴 아주까리씨 1알과 박초[44] 1돈을 함께 짓찧어 2~3일

[44] **박초(朴硝)** : 초석(礎石)을 한번 구워 만든 약재.

간 계속 먹는다.

- 말린 도라지 뿌리 1.5돈, 살구씨 알맹이 3개, 감초 5푼을 물 1홉으로 달여 하루 2~3회 나누어 마시면 매우 효과가 있다.
- 잇꽃[45] 생즙 1잔을 마시면 즉효하다.
- 겨자 가루를 물에 개어 목에 붙이면 효과가 있다.
- 진한 식염수로 1일 3회 가량 양치질을 한다. 습관성이 있는 사람은 매일 계속하면 효과적이다.
- 사과즙을 마시면 부은 것이 가라앉는다.
- 파 흰 뿌리를 반으로 쪼개어 안쪽이 목의 피부에 닿도록 하여 3~4쪽을 목에 붙인 후에 붕대를 감아주면 부기가 빠지면서 통증도 멎게 된다.
- 오얏씨 알맹이를 쪄서 씹어 먹으면 효과가 있다.
- 알로에잎을 강판에 갈아 목에 붙인다.
- 벌집을 태워 가루를 내어 1회 1돈씩 목 안에 붙여 넣거나 복용을 함께 하면 좋은 결과를 얻을 수 있다.

---

45) **잇꽃** : 국화꽃의 두해살이풀. 이집트 원산으로 줄기 높이 1m 내외. 한여름에 적황색의 꽃이 줄기와 가지 끝에 핌. 종자는 채유용. 꽃은 약재.

057 성대 이상으로 목소리가 쉰다.

성대 이상(聲帶以上)

이런 증상을 확인하라!

성대결절은 성대가 닫히는 것과 정상적인 점막의 파동 생성을 방해하므로 쉰목소리, 바람이 새는 듯한 목소리가 나고 높은 음을 내기 힘들게 된다. 또한 발성이 정상적으로 되지 않으므로 목에 무리한 힘을 주게 되어 만성적인 불편함이나 쉽게 목이 피로한 증상 등이 나타난다.

먹어야 할 좋은 식품

검정콩, 도라지, 무, 연근, 소엽맥문동뿌리, 괄태충(민달팽이)

동의보감 치료방법

- 검정콩을 달여 끓인 물을 얼음과 설탕을 넣어서 마시면 즉효하다.
- 도라지를 1일 양으로 4~6g을 달여 마신다.
- 생쌀을 물에 불려서 그냥 씹어 먹으면 효력이 나타난다.
- 순무로 생즙을 내어 마시면 효과가 좋다.
- 연근 생즙에 설탕을 넣어 반 공기 가량 마신다.
- 소엽맥문동[46] 뿌리를 달여 마시면 목소리가 잘 나오게 된다.

---

46) **소엽맥문동(小葉麥門冬)** : 백합과의 상록 여러해살이풀. 꽃줄기 높이 10cm 정도. 숲에 나는데, 좁은 선형의 잎이 뿌리에서 뭉쳐남. 늦봄에 담자색 또는

- 괄태충(括胎蟲)[47]을 산 채로 설탕에 싸서 삼키면 매우 효과가 좋다.

도움말 · **체질에 따라 쉽게 걸리는 질병**

태양체질 : 간장질환, 소화불량, 식도협착, 불임, 안질, 치매 등

태음체질 : 급성폐렴, 기관지천식, 심장병, 중풍, 대장염, 치질 등

소양체질 : 신장염, 방광염, 요도염, 조루증, 불임, 협심증 등

소음체질 : 소화불량, 각종위장병, 우울증, 신경성 질병, 수족냉증 등

흰꽃이 핌.

47) **괄태충(括胎蟲)** : 민달팽이과(科)에 속하는 동물. 자웅동체(雌雄同體)로 그늘지고 습한 곳에 살며, 초식성(草食性)으로서 채소, 과수, 뽕나무 등에 큰 해를 끼침. 민달팽이.

귀울림(耳鳴)

이런 증상을 확인하라!

문제가 생기는 것은 노화, 이어폰의 사용 등, 충격으로 귀의 세포가 노화되고 노폐물이 쌓여 활동력이 떨어져서 방음이 안 되는 것이 이명이고, 달팽이관에 이상이 오면 어지럼증이 생긴다.

먹어야 할 좋은 식품

산수유, 범의귀, 겨자

동의보감 치료방법

- 귀가 갑자기 들리지 않았을 때는 겨자 가루를 젖에 개어 솜에 싸서 귀 속에 넣으면 낫는다.
- 귀속에 벌레가 들어갔을 때는 담배연기를 불어넣으면 벌레가 나온다.
- 범의귀 생잎 3~4매를 깨끗이 씻어 물기를 없앤 다음 소금을 약간 넣고 짓찧어 그 즙을 몇 방울 귓속에 떨어뜨리고 솜으로 막아 둔다. 1일 1회씩 매일 계속하면 매우 효과가 있다.
- 산수유씨를 말려서 계속 달여 마신다.

중이염(中耳炎)

이런 증상을 확인하라!

중이에서 고름이 나오는 것은 만성중이염으로 가장 흔한 증상이다. 대부분의 만성중이염 환자는 간헐적인 고름을 동반하며, 급성감염이 동반되는 천공성 중이염에서도 지속적으로 활동성 고름이 나타나기도 한다.

먹어야 할 좋은 식품

무, 꿀, 참기름, 아주까리 기름, 범의귀, 토란, 행인

동의보감 치료방법

- 토란을 강판에 갈아 같은 양의 밀가루에 섞은 다음 1/10 가량의 생강을 다져 넣고 함께 반죽을 하여 귓속에 넣으면 효과가 있다.
- 진피(물푸레나무 껍질)와 등심(골풀의 속. 한방에서 이르는 말) 각 1돈을 태워서 가루를 만들어 귀속에 넣으면 효과가 좋다.
- 행인을 짓찧어 탈지면에 싸서 1일 3회 귓속에 갈아 넣는다.
- 잉어 뇌수를 계피가루에 개어 탈지면에 발라서 귓속에 넣는다.
- 조기의 두중석(頭中石 : 머릿속에 있는 단단한 반달형 뼈)을 가루를 내어 귓속에 넣는다.
- 참기름 또는 아주까리 기름을 면봉에 묻혀 1일 2~3회씩 귀속에

바르면 효과가 좋다.

- 범의귀잎을 깨끗이 씻어 소금을 조금 넣고 짓찧어 그 즙을 솜에 적셔서 귀속에 넣어준다. 급성중이염에 잘 듣는다.
- 무즙을 면봉에 적셔 귓속에 밀어 넣은 다음 솜은 그대로 귀속에 놔두고 막대만 살짝 빼낸다(1일 2~3회).
- 꿀을 1일 2~3히 귓속에 발라준다. 바르기 전에 탈지면으로 귓속을 깨끗이 닦아야 한다.

도움말 · **적당량 술의 효과**

① 식욕증진 : 알콜의 자극에 의해 위약 분비를 촉진하고 소화를 도우며 입안과 위를 상쾌해지게 해서 식욕을 증진시킨다. 가벼운 소화불량과 병후 회복기에 적당량의 음주는 크게 유효하다.

② 몸을 녹여준다 : 순환계에 작용하여 혈류를 왕성하게 하고 말초혈관을 확장하기 때문에 체온이 혈류에 실려 몸의 표면에 닿아 따뜻함을 느낀다.

③ 스트레스를 해소한다. : 술의 중요한 효과의 하나이다. 긴장이 풀려 유쾌해져서 스트레스 해소에 도움을 준다.

④ 숙면을 돕는다 : 혈류를 촉진하여 몸을 녹이고 뇌의 긴장을 풀어주며 불면의 원인이 되는 혈액의 편재를 바로잡아주어 잠이 들게 하면서 숙면은 돕는다.

⑤ 피로를 가시게 한다 : 말초혈관을 확장하여 혈류를 왕성하게 해주기 때문에 체내의 노폐물을 없애는 동시에 피로가 해소된다.

060 마른기침과 헛기침이 난다.

인후염(咽喉炎)

이런 증상을 확인하라!

증세 초기에는 인후에 이물감과 건조감, 가벼운 기침 등의 증세가 나타나다가 심해지면 통증 때문에 음식을 삼키기 어려우며 고열, 두통, 전신권태, 식욕부진 등의 증상이 나타난다. 입에서 냄새가 나고 혀에 설태가 끼기도 하며, 후두에까지 염증이 번지면 목소리가 쉬기도 하고, 귀밑 부분의 통증을 호소하게 된다. 급성의 경우 초기에 목이 마르고 따갑고, 열이 나면서 음식물을 삼킬 때 통증이 심하다. 기침, 가래, 식욕저하, 변비 등이 나타나기도 한다. 만성의 경우에는 목이 마르고 아프며 간질거리고, 피로하면 증세가 심해져 쉰목소리가 나고 소리가 작아진다.

먹어야 할 좋은 식품

쑥, 행인, 우엉씨, 미나리, 고추잠자리

동의보감 치료방법

- 우엉씨 2~3g을 1회 양으로 하여 달여 마시면 효과가 좋다.
- 생쑥을 짓찧어서 식초에 개어 장시간 목에 붙이고 붕대로 감아두면 낫는다.
- 행인을 바싹 볶아서 만든 가루 3푼 쭝에 계피가루 1푼 쭝을 섞어

침으로 삼킨다.

- 생미나리 2근으로 즙을 내어 꿀 3~4숟갈을 넣고 고약처럼 졸여서 1회 1숟갈씩 무와 같이 복용하면 낫는다.
- 고추잠자리 3~4마리를 질그릇 속에 넣고 태워 가루를 만들어 목구멍에 바르면 모르는 사이에 낫는다.
- 식염을 약 100배의 물에 타서 1시간에 3~4회씩 양치질을 하면 효과를 얻을 수 있다. 또 그 식염수를 끓일 때 생기는 증기를 들이마셔도 효과가 있다.
- 뜨거운 차에 소금을 넣고 그 차로 양치질을 하면 증세를 완화시킬 수 있다.

도움말 · **과식을 하면 배는 더 고프다.**

위장에 음식물이 들어 있는데도 허기를 느끼는 현상을 '위복현상'이라고 한다. 위장에 이상이 있으면 위복현상이 일어나 강한 공복감을 느끼는 것이다. 저녁을 먹고도 밤에 다시 허기를 느끼는 것은 좋은 현상이 아닌 병적인 현상이다.

그때마다 음식을 먹게 되면 위장은 더욱 망가지고 계속해서 공복감을 느끼게 되고 과식을 하게 된다. 과식과 간식과 야식은 위장을 더욱 배고프게 하고 혹사시켜 건강의 최대의 적이요, 만병의 근원인 숙변을 더욱 쌓이게 하여 질병을 부른다.

061 코에서 계속 피가 나온다.

코피

이런 증상을 확인하라!

코허리를 얻어맞던가, 흥분을 하던가 하면 코에서 피가 나오게 되는 경우가 있는데, 이것은 비중융의 전단에 있는 혈관이 터지기 때문이다. 이처럼 일시적으로 나오는 코피는 걱정할 일이 못 되지만 몇 번씩이나 출혈이 거듭되는 경우에는 코 속에 종양이 생겼든가, 고혈압이나 동맹경화, 혈우병, 자반병(점상, 반상이 출혈이 일어나는 병을 통틀어 하는 병), 백혈병, 괴혈병 등의 혈관이나 혈액의 질환, 간경변, 비장질환 같은 것이 우려되므로 그 원인을 조사해 볼 필요가 있다.

먹어야 할 좋은 식품

무, 호도, 부추, 국화, 백반, 마늘, 쑥

동의보감 치료방법

- 무즙 반 잔에 술을 약간 넣어 뜨겁게 해서 마시고 식혀서 콧구멍에도 2~3 방울 넣는다.
- 찹쌀로 지은 밥을 뭉쳐서 뒤통수에 붙이면 멎는다.
- 마늘을 짓찧어서 발바닥에 붙이면 멎는다.
- 부추 생즙 1공기 가량을 뜨겁게 해서 마시고 잎을 잘 비벼서 콧구

멍을 막던가, 또는 즙을 내어 몇 방울 콧속에 떨어뜨리면 출혈이 멎는다.

- 국화잎으로 낸 즙을 콧속에 넣어도 효과가 좋다.
- 백반 녹인 물을 솜에 적셔서 콧구멍을 막으면 효과가 좋다.
- 쑥 말린 잎을 달여 마신다. 생잎을 비벼 콧구멍에 넣어도 좋다.

도움말 · **자연 요법**

자연요법이란 화학 약품인 양약을 쓰지 않고 공기, 광선, 물, 열, 마사지 등 자연의 힘으로 병을 치유하는 요법을 말한다,
인체 스스로 치유하는 항상성 에너지, 즉 치유력을 자연의 힘으로 활성화시키는 것이다. 서양의학의 선각자 히포크라테스도 자연요법을 사용했는데 기초적인 생약, 신선한 공기, 햇빛, 운동 등을 이용했다.
자연 요법에 성공하려면 참을성, 꾸준한 노력, 강한 의지력을 필요로 한다. 자연 요법은 인류의 가장 오래된 치료법이며 앞으로도 가장 기대가 되는 치료법이다.
이 땅에서 가장 좋은 의사는 내 자신이다. 명심할 일이다.

무좀

이런 증상을 확인하라!

발무좀(족부 백선)은 발가락 사이, 특히 4번째 발가락과 5번째 발가락 사이나 3번째와 4번째 발가락 사이에 가장 많이 생긴다. 주로 발가락 사이 피부가 짓무르고 습기에 불어 허옇게 되거나 갈라지며 각질이 벗겨지기도 한다. 땀이 많이 나면 불쾌한 발냄새가 나기도 하고 때로는 가려움증이 동반되기도 한다.

먹어야 할 좋은 식품

석류, 분겨, 후추, 오배자

동의보감 치료방법

- 후추와 오배자[48]를 같은 비율로 가루를 만들어 물에 개어 붙이면 특효약이 된다.
- 분겨(粉糠) 기름을 바르면 매우 효과가 크다.
- 석류파괴나 근피(根皮)를 끓인 물을 바르던가 뿌리를 짓찧어 그 즙을 바른다.

---

48) **오배자(五倍子)** : 붉나무잎에 오배자 벌레가 기생하여 된 혹모양의 충영(蟲瘿). 타닌산이 있어 약재로 쓰임.

063 심한 추위로 피부가 얼었다.

동상(凍傷)

이런 증상을 확인하라!

동상의 원인은 한랭에 의한 말초혈관의 순환장애이다. 차가운 공기가 피부에 닿게 될 때 그 부분의 혈관이 넓어진 채로 마비가 되면서 혈액이 굳어 일어나게 되는 것이다. 처음에는 충혈되어 적갈색으로 변하면서 피부가 뭉개져 버린다.

먹어야 할 좋은 식품

생강, 콩, 감, 귤, 노랑하늘타리, 범의귀, 자주쓴풀, 고추, 호박, 수세미, 은행잎

동의보감 치료방법

- 감씨와 껍질을 불에 태워서 가루로 만들어 참기름에 개어 바르면 7일 이내에 낫는다.
- 큰 귤 5~6개를 푹 삶은 열탕에 담그고 있으면 효과가 좋다.
- 호박을 썰어서 자주 문지르면 낫는다.
- 늙은 수세미를 말린 다음 가루를 만들어 돼지기름에 개어 바르면 효과가 좋다.
- 푸른 은행잎 말린 것을 달여서 그 물로 찜질을 한다.

- 노랑하눌타리씨를 뚜껑이 있는 질그릇 속에 넣고 불에 태워 참기름에 개어 바르면 효과가 좋다.
- 범의귀잎으로 즙을 내어 바르면 효과가 있다.
- 자주쓴풀을 진하게 달여 그 뜨거운 물로 환부를 찜질해 주면 매우 효과가 있다.
- 콩 한 말 가량을 자루에 넣어서 추운 곳에 약 1~2시간 놓아두었다가 그 콩 자루 속에 손발을 넣고 있으면 효과가 있다.
- 고추를 신발 속에 넣어두면 따뜻해져 동상을 예방할 수 있다.
- 파를 달인 물에 환부를 담아도 좋고 파즙을 환부에 발라도 도움을 얻을 수 있다.
- 생강을 갈아 뜨거운 물을 부어 그것으로 환부를 습포하면 좋다. 그 속에 환부를 담가도 효과를 얻을 수 있다.

완선(頑癬)

이런 증상을 확인하라!

사타구니에 경계가 분명한 윤상(바퀴 모양) 내지 반월형의 홍갈색 인설(비늘)이 발생한다. 경계부는 소수포, 구진, 농포로 이루어지며, 중앙부는 인설과 색소 침착이 있다. 회음부나 항문 주위까지 퍼질 수 있다. 가려움증이 동반되는 경우가 흔하다. 처음에는 좁쌀 같은 조그마한 것이 생겨 언저리의 피부가 부어오르고 중심부가 빨개지면서 무척 가렵다. 이때 긁으면 주위의 건강한 피부로까지 번진다.

먹어야 할 좋은 식품

감, 제비꽃, 가다랭이, 산거초, 할미꽃

동의보감 치료방법

- 제비꽃잎이나 줄기에 소금을 약간 넣고 짓찧어 붙인다.
- 산거초(괭이밥) 잎을 짓찧어 붙인다.
- 일본 할미꽃(가는 할미꽃) 잎에서 생즙을 내어 바른다.
- 분겨 기름을 바르던가 담배를 우려낸 물을 바르면 효과가 있다.
- 가다랭이를 쪄서 말린 다음 가루를 내어 밥풀로 뭉개어 바르면 효과가 좋다. 감씨를 짓찧어서 초에 개어 바른다.

065 머리가 갑자기 빠진다.

탈모증(脫毛症)

이런 증상을 확인하라!

남성형 탈모는 대머리의 가족력이 있다면 이미 20대나 30대부터 모발이 점차 가늘어지며 탈모가 진행된다. 이마와 머리털의 경계선이 뒤로 밀리면서 양측 측두부에 M자 모양으로 이마가 넓어지며 머리 정수리 부위에도 탈모가 서서히 진행된다.
여성형 탈모는 남성형 탈모와 비교하여 이마 위의 모발선이 유지되면서 머리 중심부의 모발이 가늘어지고 머리숱이 적어지는 특징을 가지고 있다. 탈모의 정도가 약하여 남성형 탈모에서처럼 이마가 벗겨지고 완전한 대머리가 되지는 않는다.

먹어야 할 좋은 식품

구기자잎, 감국잎, 뽕나무 뿌리, 옥수수 기름

동의보감 치료방법

- 감국잎 달인 물로 머리를 자주 감으면서 모근을 문지른다.
- 복숭아잎을 달여서 그 물로 머리를 감아도 효과가 있다.
- 매일 조석으로 옥수수 기름 한 숟갈씩을 1~2개월간 꾸준히 복용하면 머리카락 빠지는 현상이 방지될 뿐만 아니라 머리털도 광택

이 난다.

- 뽕나무 뿌리의 껍질을 벗겨내고 잘게 썰어 100cc의 물에 15g 가량 넣고 반량이 되게 서서히 달여 그 물을 모근에 바르면 탈모를 막을 수 있다.
- 구기자 생잎을 달인 물로 머리를 감으면 머리털이 빠지는 것을 멈추게 할 수 있다.

도움말 · **체질에 의한 건강 증세**

① 태양체질 – 소변이 잘 나오면 건강하고, 입에서 침이나 거품이 일면 중병이다.

② 태음체질 – 땀이 잘 나면 건강하고, 피부가 단단해지면서 땀이 안 나면 중병이다.

③ 소양체질 – 대변이 잘 통하면 건강하고, 대변이 불통이면 중병이다.

④ 소음체질 – 소화가 잘 되면 건강하고, 식욕이 없고 땀이 많으면 중병이다.

암내(腋氣)

이런 증상을 확인하라!

아포크린 땀샘은 겨드랑이에 위치하며 사춘기에 땀분비를 시작하므로 아포크린 액취증은 사춘기 이후에 발생한다. 모발과 의복에 묻어 있는 아포크린 분비물이 냄새를 지속시키므로 얇은 의복을 입는 여름철에 증상이 가벼워질 수 있다. 그러나 계절과 기후에 따른 차이는 뚜렷하지 않다.

먹어야 할 좋은 식품

호도, 귤, 백반, 매실, 우렁

동의보감 치료방법

- 쇠기름에 백반을 개어 바르면 즉효하다.
- 우렁이에 밀타승(일산화납을 달리 이르는 말)과 약간의 사향을 넣고 함께 짓찧어 떡처럼 뭉쳐서 겨드랑이에 붙이면 신기하게 효과를 본다.
- 백반을 태워 가루로 만들어 자주 발라준다.
- 호두 알맹이를 짓찧어 문질러 바른다.
- 엷은 먹물을 겨드랑이에 바른 다음 귤가루나 매실가루를 잘 문질러 바르면 효과가 좋다.

067 얼굴에 색소 반점이 나타난다.

기미(䵟黯)

이런 증상을 확인하라!

병이나 심한 괴로움(스트레스)에 의해 얼굴에 끼는 검은 점을 말한다. 색소 반점은 아프지도 가렵지도 않은 것이 있는가 하면 조금 가려운 것도 있다. 사람에 따라서는 긁으면 비듬 같은 것이 떨어지기도 한다.

먹어야 할 좋은 식품

감나무잎, 가지, 율무, 팥꽃, 오얏, 계란

동의보감 치료방법

- 생 가지를 적당히 잘라서 수시로 문지르면 없어진다.
- 달걀 흰자위에 나팔꽃씨 가루 5푼을 넣고 잘 개어 밤에만 바른다.
- 율무쌀로 죽을 쑤어 계속해서 먹으면 효과가 있다.
- 감나무잎을 달여 차처럼 매일 마시면 효과가 좋다.
- 팥꽃을 으깨서 붙이면 없어진다.
- 덜 익은 오얏을 먹고 또 그것으로 피부를 문질러주면 효과를 얻을 수 있다.

068 피부에 좁쌀 같은 것이 돋으며 몹시 가렵다.

옴(疥癬)

이런 증상을 확인하라!

밤에 심해지는 가려움증이 특징적이다. 이러한 가려움증은 옴벌레의 기생으로 생기는 전염성 피부병으로 4~6주간 잠복기를 거쳐 나타나는데, 재감염의 경우에는 즉시 나타나기도 하고 처음부터 많은 수의 옴벌레에 감염되면 잠복기가 1주 내로 짧아질 수 있다.

먹어야 할 좋은 식품

떡쑥, 고추, 새우, 레몬, 백란(자작나무), 복숭아, 도꼬마리, 쑥, 호도

동의보감 치료방법

- 돼지고기에 완화(말린 팥꽃나무의 꽃봉우리)를 같은 양으로 넣고 달여 먹으면 효과가 좋다.
- 염소고기에 토복령(청미래덩굴의 뿌리) 2냥 쭝과 은화(隱花)[49] 1냥 쭝을 함께 물로 끓여 먹으면 낫는다.
- 쑥을 식초에 달여서 그 탕으로 씻으면 즉시 효과가 있다.
- 호두를 짓찧어 약간의 석유와 수은 3푼을 혼합해서 바르면 매우

[49] **은화식물** : 민꽃식물이라고 함. 재래의 식물 분류의 하나. 수술·암술의 구별이 없고 포자로 번식하는 식물(세균류·조류·선태류·양치류 등)

효과가 있다.

- 새우껍질을 달여 마시면 효과가 좋다.
- 레몬을 썰어서 환부에 문지르면 가려운 것도 사라지고 마침내 낫게 된다.
- 백단(자작나무) 잎을 짓찧어 즙을 내서 바르면 효과가 좋다.
- 떡쑥 전초와 고추를 함께 태워 가루로 하여 참기름에 개어 바른다.
- 복숭아 뿌리와 줄기를 짓찧어 즙을 내어 바르면 낫는다.
- 여뀌잎을 짓찧어 바셀린에 개어 바르면 몹시 아프기도 하지만 빨리 낫는다.

도움말 · **한 발로 서서 20초 못 버틴다면 뇌졸중 · 치매 위험**

나이 들어 한 발로 오래 서 있지 못하면 뇌졸중 · 치매 · 엉덩이뼈 골절 등 건강상의 위험이 있다는 연구 결과가 있다.

한 발로 오래 서 있지 못한 사람 상당수에 무증상 뇌졸중이 숨어 있다는 것이다. 이런 뇌졸중은 자신도 모르게 점차 팔 · 다리 신경과 인지기능도 감소시키므로 한 발로 오래 서 있지 못하면 정밀검사를 받아볼 필요가 있다.

069 중독으로 피부가 붉거나 부르트며 몹시 가렵다.

두드러기

이런 증상을 확인하라!

피부가 부어오르면서 소양증(가려움증)을 동반하고, 피부의 병리적 증상이 3~4시간 후 사라졌다가 다시 다른 부위에 생긴다. 대개의 경우 각각의 피부의 병리적 변화는 12~24시간 이내에 사라지지만, 두드러기 혈관염이나 구진두드러기 등은 하루 이상 지속되기도 한다.

먹어야 할 좋은 식품

사과, 호도, 무, 결명자, 우엉

동의보감 치료방법

- 사과초를 자주 바르면 즉시 낫는다(버짐이나 농가진에도 좋다).
- 호두의 청피(설익은 겉살)를 짓찧어 유황가루에 개어 바르면 낫는다.
- 우엉씨를 볶아 개구리밥을 등분하여 박하탕으로 1돈씩 조석으로 복용한다.
- 무를 갈아 헝겊에 싸서 환부를 문질러주면 낫는다.
- 결명자를 달여 차로 마시면 정장작용을 하기 때문에 효과가 있다.

070 찬 공기나 지방질이 부족하여 피부가 거칠다.

피부가 틀 때

이런 증상을 확인하라!

특히 손발의 피부가 차가운 공기나 지방질 부족으로 꺼칠꺼칠하게 트는 일이 많으며 심한 경우에는 피부가 갈라지기도 한다.

먹어야 할 좋은 식품

수세미, 알로에, 유자, 수박

동의보감 치료방법

- 수세미 줄기에서 나온 물을 바르면 효과가 좋다.
- 수박껍질을 말려서 가루를 만든 다음 참기름에 개어 바른다.
- 알로에잎에서 나오는 끈적끈적한 액을 바른다.
- 유자를 짓찧어 하룻밤 술에 담가 두었다가 그 즙을 바른다.

071 땀을 많이 흘려 좁쌀 같은 발진이 생기며 가렵다.

땀띠

이런 증상을 확인하라!

땀은 한선(汗腺)의 출구인 땀구멍을 통해서 몸밖으로 나오게 된다. 피부에 좁쌀처럼 조금 빨간 것이 도톨도톨하게 많이 생겨 땀이 차면 톡톡 쏘면서 아프다.
시일이 흐르면 물집으로 변하면서 몹시 가렵다.

먹어야 할 좋은 식품

계란, 복숭아잎, 오이, 수세미, 미나리

동의보감 치료방법

- 미나리 생즙을 바르면 매우 효과가 있다.
- 오이덩굴에서 나오는 즙을 바르면 낫는다.
- 여러 날 물에 불린 좁쌀을 맷돌에 갈아서 옹기나 사기그릇 또는 유리그릇에 담아 두었다가 앙금에 생기는 맑은 물로 땀띠를 씻어 주면 말끔히 낫는다.
- 오이를 썰어서 붙이면 가려움도 가라앉고 1일 5~6회를 반복하여 1주일간 계속하면 낫는다.
- 달걀 흰자위를 발라주어도 효과가 있다.

- 복숭아잎을 달여 그 즙으로 찜질을 하던가 또는 그 즙을 탕에 섞어 복용을 하면 큰 효과를 얻을 수 있다.
- 수세미 수액을 발라도 효과가 있다.

도움말 · **불면증에 대한 간단한 처방법**

① 양파를 쪼개어 머리맡에 두고 잔다.

② 마늘을 쪼개어 태양혈에 문질러둔다.

③ 곶감 3개를 끓여 마신다.

④ 정신을 많이 쓰는 사람에게는 호두죽이 좋다.

⑤ 대추와 대파뿌리를 1:1로 달여 마신다.

⑥ 산조인(멧대추의 씨)을 볶아 2스푼씩 먹는다.

⑦ 더운 물에 발마사지를 한다.

⑧ 우측으로 돌아누워 잔다.

072 얼굴이나 머리에 회색 반점이 생긴다.

버짐백선(癬瘡)

이런 증상을 확인하라!

버짐이나 백선은 모두 백선균의 감염으로 일어난다.
얼굴에 생기는 것을 버짐, 머리에 생기는 것을 백선이라 한다.
버짐은 둥근 회백색 반점을 만들면서 퍼져 피부가 꺼칠꺼칠해진다.
가렵거나 아프지는 않지만 긁으면 비듬 같은 것이 떨어진다. 백선은 처음에는 동전 크기로 머리가 빠진 뒤 그 부분의 피부가 거칠어지면서 생선비늘 같은 것이 생기고 가렵다.

먹어야 할 좋은 식품

계란, 마늘, 차조기, 참밀

동의보감 치료방법

- 소뼈를 불에 구울 때 나오는 기름을 솜에 묻혀 환부에 문지른다.
- 참밀을 다듬잇돌처럼 평평한 돌 위에 펴놓고 넓적한 돌을 불에 달구어 위에서 누르면 이때 기름이 나온다. 이 밀기름을 몇 번 발라주면 깨끗하게 낫는다.
- 마늘즙을 바른다. 달걀 노른자위를 참기름에 개어 바른다.
- 차조기잎을 짓찧어 그 즙을 바르면 효과가 있다.

073 얼굴이나 가슴 등에 노란 덩어리처럼 돋아있다.

여드름

이런 증상을 확인하라!

여드름의 근본적인 증상은 면포(모낭 속에 고여 딱딱해진 피지)이며 면포에는 입구가 열려 있는 개방면포와 입구가 닫혀 있는 폐쇄면포의 두 가지 형태가 있다. 개방면포는 멜라닌의 침착으로 검은 색깔을 띠며 폐쇄면포는 흰 색깔을 띤다. 면포가 오래 되면 주위에 염증이 생기는데 염증의 정도에 따라 붉은 여드름(구진성), 곪는 여드름(화농성), 결절, 낭종 등이 형성되며 이 중에 어느 한 형태가 주로 나타나는 경우도 있으나 대부분 여러 형태의 발진이 섞여 있는 것이 특징이다.

먹어야 할 좋은 식품

봉숭아꽃, 삼백초, 범의귀

동의보감 치료방법

- 흰 복숭아꽃과 동아씨를 함께 짓찧어 붙이면 없어진다.
- 삼백초를 달여 차 대신 매일 마신다.
- 범의귀를 짓찧어 그 즙을 마시고, 바르면 효과를 얻을 수 있다.

074 손, 발에 낟알만 하게 군살이 돋는다.

사마귀(黑子)

이런 증상을 확인하라!

보통 사마귀는 손, 발에 생기기 쉽고, 표면은 꺼칠꺼칠하며, 점점 수가 늘어나는 경향이 있으나 아프거나 가렵지는 않다. 내버려두어도 저절로 낫는 경우가 많다.

먹어야 할 좋은 식품

쓴바귀, 가지, 율무, 후박나무씨, 토란

동의보감 치료방법

- 후박나무[50]씨를 달여 그 즙을 자주 바르면 효과가 좋다.
- 씀바귀에서 나오는 흰 액즙을 자주 바르면 떨어진다.
- 토란을 칼로 썰어 사마귀에 마찰을 계속하면 없어진다.
- 율무쌀을 하루 10~15g씩 달여 마신다.
- 가지를 강판에 갈아서 자주 바르던가, 가지꼭지로 자주 문지른다.

---

50) **후박나무** : 녹나무과의 상록 교목. 해변이나 산기슭에 남. 높이 20m 가량. 나무껍질은 희황색. 잎은 혁질임. 초여름에 황록색 꽃이 핌. 껍질은 약용으로 씀.

075 작은 물집이 살갗에 돋아나 몹시 가렵다.

습진(濕疹)

이런 증상을 확인하라!

처음에는 피부가 붉어지면서 좁쌀 같은 것이 점점 많이 돋아나 작은 물집으로 변한다. 동시에 가려움이 수반된다. 마침내는 물집이 헐게 되어 진물이 나온다. 만성습진은 딱지가 떨어져도 곧 구진을 되풀이 하면서 좀처럼 낫지 않는다.

먹어야 할 좋은 식품

꿀, 생강, 쑥, 개오동나무, 삼나무, 복숭아

동의보감 치료방법

- 생강을 썰어서 붙이면 효과가 있다.
- 떡, 쑥전초와 고추를 함께 태워 가루를 만들어 참기름에 개어 바르면 낫는다.
- 복숭아잎을 짓찧어 즙을 내어 바르면 낫는다.
- 개오동나무(노나무) 잎을 달인 물로 환부를 습포하면 매우 효과가 있다.
- 삼나무잎을 달인 물로 환부를 자주 씻으면 낫는다.
- 꿀을 물에 타서 2~3회 바르면 신기하게 효과를 본다.

076 속눈썹 사이에 작은 부스럼이 난다.

다래끼(眼瞼炎)

이런 증상을 확인하라!

속눈썹 사이에 좁쌀 같은 것이 돋아나서 화농한다.
보통 일주일 정도면 부픈 부스럼에서 고름이 나온 다음 낫는다. 습관성이 되기 쉬운 특징이 있다.

먹어야 할 좋은 식품

질경이, 까마중

동의보감 치료방법

- 까마중 열매를 달여 그 물로 온습포를 하면 잘 낫는다.
- 질경이 생잎을 불에 쪼여 손으로 비벼서 부드럽게 한 다음 환부에 붙이면 고름이 나오면서 낫는다. 한번 붙여서 낫지 않으면 2~3회 더 붙이면 낫는다.

077 눈동자가 희백색으로 변해 잘 보이지 않는다.

백내장(白內障)

이런 증상을 확인하라!

수정체 혼탁의 위치와 범위에 따라 다양한 시력 감소가 나타난다. 부분적인 혼탁이 있을 경우에는 단안복시(한쪽 눈으로 봐도 사물이 두 개로 겹쳐 보이는 증상)가 나타날 수 있으며, 수정체 핵(수정체의 중심부)의 경화(딱딱해짐)로 수정체의 굴절률이 증가하면 근시 상태가 되므로 근거리가 이전보다 잘 보이게 될 수 있다. 즉, 나이가 들면서 노안이 와서 잘 안 보이던 신문이 갑자기 잘 보이게 되었다면 눈이 좋아졌다고 생각할 것이 아니라 백내장으로 인한 증상으로 이해해야 한다.

먹어야 할 좋은 식품

머위, 남천초, 꿀풀, 벌집

동의보감 치료방법

- 꿀풀 전초 짓찧은 것 20g을 500cc의 물로 2/3가 되게 달여 1일 3회로 나누어 마신다.
- 벌집을 반으로 나누어 반은 생으로, 반은 볶아서 가루를 내어 같은 양으로 혼합하여 1회에 2~4g씩 1일 2~3회 복용한다.
- 백남천조씨 5g 가량을 1일 양으로 하여 달여서 차처럼 매일 마시

면 효과가 있다.

- 붉은 줄기의 머위뿌리를 질그릇에 넣고 불에 태워 매일 복용한다.

도움말 · **햇빛 치료의 효과**

① 피부 질환에 효과 : 여드름으로 고민하는 사람이라면 오전, 오후 20~30분씩 햇빛만 쪼여도 효과를 본다.

② 질병 예방에 효과 : 햇빛을 지속적으로 받으면 혈압의 고저를 막론하고 정상으로 회복하며 심장병이 예방된다. 무엇보다 폐경기 이후 찾아오는 골다골증을 예방하려면 꼭 햇빛을 쪼여야 한다. 또한 적혈구의 활동이 왕성해져서 산소 운반 기능이 증가하여 기혈 유통이 원활해질 뿐 아니라 우울증 환자, 치매 환자에게도 확실한 효과를 볼 수 있다.

③ 콜레스테롤 조절 효과 : 현대병의 절반 이상이 동맥경화증과 관련이 있다. 동맥경화의 주요원인은 콜레스테롤이다. 그런데 햇볕을 받으면 콜레스테롤이 비타민D로 바뀐다. 당연히 고혈압을 낮추고 심장병, 뇌졸중 등 동맥경화로 오는 질병을 예방할 수 있고 치료될 수 있다. 비타민D는 뼈를 튼튼하게 해주는 절대 영양소이다.

결막염(結膜炎)

이런 증상을 확인하라!

본인이 느낄 수 있는 자각증상으로 통증, 이물감(눈에 무엇인가 들어있는 느낌), 눈곱, 가려움증(알레르기성 결막염) 등이 있고, 겉으로 드러나는 증상으로는 충혈, 결막부종, 결막하출혈, 여포, 위막(가성막) 등이 있다.

먹어야 할 좋은 식품

질경이, 구기자, 자주쓴풀, 목목(目木)

동의보감 치료방법

- 목목(目木)의 가지와 잎을 말려서 달인 다음, 그 물로 눈을 씻고, 몇 방울을 눈에 넣어주고 또 찜질을 하면 효과가 좋다.
- 눈에 눈곱이 자주 낄 때는 구기자 열매를 짓찧어 즙을 내어 눈에 한 방울씩 넣는다. 1일 3~4회 반복하면 효과가 좋다.
- 차를 진하게 달여 식염을 약간 넣고 따뜻할 때 눈껍풀 위를 씻어낸다.
- 자주쓴풀을 달여 그 물로 눈을 씻어내고 찜질을 하면 효과가 있다.

가성근시(假性近視)

이런 증상을 확인하라!

먼 데 있는 것이 희미하게 보인다. 눈의 렌즈에 속하는 수정체의 곡률을 조정토록 된 근성의 피로로 인해 시력 장애를 일으키는 일종의 굴절성 근시의 상태를 말한다.

먹어야 할 좋은 식품

돼지간, 파, 토끼간, 검은콩

동의보감 치료방법

- 돼지간 한 개를 썰어 파 한 줌과 검은콩 자반 물로 국을 끓여 계란 3개를 풀어 넣고 먹는다.
- 토끼간을 생으로 먹으면 극효하다.

080 치아에 심한 통증이 있다.

치통(齒痛)

이런 증상을 확인하라!

치통은 치아로 인하여 생기는 모든 통증을 말하며, 주로 충치로 인한 치수염 또는 치근단 조직 염증, 치주염, 사랑니 등으로 생기는 통증을 말한다. 그러나 치아나 턱에 관계없이 마치 치통이 생긴 것처럼 느껴지는 통증도 있다. 이러한 통증은 비치성 안면동통이라 한다.
치통의 증상은 원인에 따라 다양하게 나타나며, 시리고 아픈 정도에서 잠을 잘 수 없을 정도로 쑤시고 아프며 일상생활이 불가능할 정도로 심한 경우도 있다.
치통의 치과적인 원인은 대체로 충치, 치근단 조직의 농양, 치주병, 사랑니, 악관절 장애 등이 있다.
대부분의 치통은 충치 때문에 발생한다.
충치는 법랑질과 상아질이라는 두 표층이 세균에 의해 녹아 구멍이 난 것을 말하며, 보통 충치가 있으면 치아색이 검거나 갈색으로 변하게 된다.
치통의 두 번째 주요 원인은 잇몸이다.
치주염은 치아와 잇몸에 음식물, 타액, 박테리아가 혼합되어 생긴 플라그에 서식하는 박테리아가 분비하는 독소에 의해 생기며, 피가 나고 잇몸뼈에 손상을 준다. 초기에는 통증이 없으나, 더욱 진행되면 잇몸이 부어오르고 아프며 치아가 흔들린다.
사랑니가 제대로 나지 않고 매복되어 있는 경우 사랑니가 있는 잇몸 주위에 염증이 생겨 붓고 통증이 생길 수 있다. 나오지 못한 사랑니를 조기에 빼서 예방하는 것이 좋다.

악관절은 아래턱과 두개골을 연결하는 관절을 말하며 귀 앞부분에 통증을 유발한다. 이러한 통증은 음식물을 씹을 때 위 아래 치아의 관계가 잘 맞지 않거나 외상, 염증성 또는 퇴행성 관절염, 생활 속에서 스트레스를 받아 이를 악다물어 근육을 긴장시키면 생길 수 있다.
치아를 보호하고 있는 가장 바깥층인 법랑질이 깎여 나갔을 경우나 치아의 뿌리가 노출되면서 상아질이 밖으로 드러나게 되면, 상아질에 있는 미세한 관을 따라 자극이 쉽게 신경으로 전달되어 평상시보다 민감하게 느껴지는 것이다.
초기에는 찬물을 제대로 마실 수도 없을 정도로 민감하며 온도자극, 찬바람, 심지어 치아 표면을 긁었을 때도 심한 자극이 올 수도 있다. 자극이 심하거나 계속되면 치아에 염증이 생겨 치수염의 증상을 나타내게 되며, 가만히 있어도 아픔이 따른다.

먹어야 할 좋은 식품

파, 무, 매실, 마, 소금, 검은콩, 박하, 질경이, 별꽃, 국화, 삼지구엽초

동의보감 치료방법

- 박하 생잎을 손으로 잘 비벼서 아픈 이에 물고 있으면 효과가 있다.
- 질경이 생잎에 소금을 약간 넣고 으깨어 아픈 이로 지그시 물고 있으면 통증이 가라앉는다(몇 번 반복한다).
- 별꽃[51] 생잎을 물고 있어도 효과가 좋다. 한편 별꽃을 말려 가루

로 만들어서 여기에 소금을 섞어 만든 별꽃염으로 이를 닦으면 치조농루를 예방할 수 있다.

- 국화 생잎에 소금을 약간 넣고 짓찧어 그 즙을 아픈 이와 그 언저리 잇몸에 바르면 통증이 멎게 된다.
- 마른 삼지구엽초[52]를 달여 그 즙을 입에 물고 있으면 뿌리가 흔들리는 치통에 효과가 좋다.
- 소금을 아픈 이에 물고 있는다.
- 소금을 밥으로 반죽하여 문종이에 펴서 아픈 볼에 붙인다.
- 파 흰뿌리를 물고 있으면 통증이 가라앉게 된다.
- 무를 강판에 갈아서 잇몸과 볼 사이에 넣는다.
- 매실을 질그릇 속에 넣고 불에 태워 아픈 이에 바르면 통증이 멎는다.
- 검은 콩을 삶아서 그 즙을 물고 있으면 통증이 가라앉는다.

---

51) **별꽃** : 석죽과의 두해살이풀. 산이나 길가에 나며 길이 30cm 가량, 덩굴 모양으로 뻗음. 늦봄에 흰 다섯잎꽃이 핌. 어린 잎과 줄기는 식용.

52) **삼지구엽초** : 매자나무과에 속하는 다년생 초본식물로 원줄기에서 1, 2개의 잎이 나와 3개씩 2회 갈라지므로 삼지구엽초라 한다. 높이는 30cm이며, 잎은 난형으로 끝이 뾰족하고, 가장자리에 털 같은 잔 톱니가 있으며, 꽃은 황백색으로 핀다. 한방에서는 음양곽(淫羊藿)이라는 이름으로 알려져 있으며, 강장 · 강정 · 거풍(祛風)의 효능이 있어 양위(陽痿) · 요슬무력(腰膝無力) · 반신불수 · 사지불인(四肢不仁) · 소아마비 · 풍습비통(風濕痺痛) 등에 쓰인다.

081 입 안이 헐고 쓰리며 통증이 있다.

구내염(口內炎)

이런 증상을 확인하라!

구강 점막 지활에 걸린 경우 입 안이 따갑거나 화끈거리는 느낌이 들고, 음식을 먹을 때 통증을 호소하게 된다. 한편 입 안에서 냄새가 나므로 불쾌한 느낌을 갖는다. 이러한 증상은 지속적으로 나타나기도 하지만 증상의 악화와 완화과 반복되기도 한다.
한방에서는 혀의 상태와 설태(舌苔)의 진행에 대한 설진(舌診)은 빼놓을 수 없는 중요한 것이다. 설진은 혀와 구강 점막의 변화를 보고 병 상태를 판단하다. 구강 점막은 소화기의 상태와 빈혈의 정도를 비롯해 여러 증상을 예민하게 반영하므로 진단해 도움이 된다.
구내염은 뜨거운 음식물과 약물, 충치 등의 국소적 자극이 원인이 되는 일도 있으나 비타민 결핍, 알레기성 병변, 소화기 질병 등 전신적인 질병이 원인이 되어 생기는 경우도 있다.

먹어야 할 좋은 식품

율무, 다시마, 무, 구기자 뿌리, 석류 뿌리

동의보감 치료방법

- 입에서 냄새가 나면 율무쌀 가루에 감초가루를 섞어서 혓바닥에 바르면 효과가 좋다.

- 과산화수소(옥시풀)를 물에 타서 엷게 입 안을 자주 헹궈 내면 효과를 볼 수 있다.
- 백매(白梅)를 입에 물고 있으면 냄새가 없어진다.
- 석류나무 뿌리 껍질을 물로 달여 그 물로 양치질을 자주하면 냄새가 없어진다.
- 다시마를 질그릇에 넣고 태운 다음 가루로 만들어 환부에 뿌려주면 낫는다.
- 무즙을 입 안에 물고 있으면 통증이 멎으면서 부기도 가라앉는다.
- 구기자 뿌리를 달인 물로 양치질을 계속하면 효과가 좋다.
- 결명자를 짙게 달인 물을 입에 머금었다가 삼키면 효과를 본다.

충치(蟲齒)

이런 증상을 확인하라!

충치는 치조농루와 병행하여 구강의 2대 질환 중의 하나이다.
표면의 에나멜질이 침해를 당했을 때는 통증이 없기 때문에 의식하지 못한다. 그러나 상아질에 세균이 침입을 하게 되면 신경이 자극되므로 찬물이나 더운물을 입에 물면 이빨이 시리거나 아픔을 느낀다.

먹어야 할 좋은 식품

솔잎, 석류 잎, 가지짱아찌, 가지꼭지, 명반(백반)가루, 명아주잎, 벌집

동의보감 치료방법

- 석류나무잎을 달여 그 물로 양치질을 하면 통증이 가라앉는다.
- 말린 명아주잎을 달인 물을 입 안에 물고 있으면 통증이 멎는다.
- 벌집을 물에 담가서 우려낸 물로 자주 양치질을 한다.
- 묵은 가지 장아찌를 지그시 물고 있는다.
- 불에 태운 가지꼭지 가루를 아픈 이의 구멍 속에 넣어주면 통증이 가라앉는다. 명반가루를 충치에 발라주면 통증이 가라앉게 된다.
- 솔잎을 태워 가루를 내서 아픈 이에 바르면 효과가 좋다.

치수염(齒髓炎)

이런 증상을 확인하라!

충치가 진행하여 치수(신경, 혈관)까지 침해 당한 상태를 치수염이라고 한다. 잇몸의 치수가 지끈지끈 아프다. 밤에 통증이 일어나 잠을 설치게 된다. 증상이 한층 진행되면 밤낮없이 통증이 계속된다. 이런 때는 의사의 진단을 받아야 한다.

먹어야 할 좋은 식품

곤약, 소금

동의보감 치료방법

- 곤약을 따뜻하게 해서 아픈 쪽 볼에 대고 있으면 통증이 가라앉는다.
- 한 줌 가량의 소금에 초를 녹인 다음, 이것을 아픈 이빨 쪽에 물고 있으면 잇몸이 조여들어 피고름이 나오고 통증은 가라앉게 된다.

치조농루(齒槽膿漏)

이런 증상을 확인하라!

충치 의치와 함께 치과의학의 중심이 되는 병으로서 치주위염이라고도 한다. 이 언저리의 잇몸으로부터 치조골에 침해를 받아 고름이 나오고 이가 들떠서 빠져버리게 되는 병이다. 입에서 냄새가 나고, 잇몸의 색깔이 변하고, 누르면 고름이 나오고, 이빨을 맨손으로 뽑을 수 있을 정도로 솟아올라서 흔들거린다. 또 과로할 때 스트레스 상태일 때에 특이한 통증을 느끼게 되면서 잇몸에서 피가 나오는 경우도 있다.

먹어야 할 좋은 식품

호마, 벌집, 범의귀잎, 삼백초

동의보감 치료방법

- 호마(胡麻) 1홉을 2홉의 물로 반이 되게 달인 물로 자주 입 안을 헹궈 낸다.
- 삼백초 잎을 깨끗하게 씻은 후 소금물에 담갔다가 약간 으깨어서 취침 전에 잇몸과 볼 사이에 끼워놓고 잔다.
- 벌집을 가루로 하여 조석으로(1회 1돈) 복용하면서 이것을 잇몸에 문지른다.

• 범의귀잎을 생으로 조그맣게 뭉쳐서 아픈 이에 물고 있으면 효과가 있다.

• **범의귀** : 범의귓가의 상록 여러해살이풀. 높은 곳의 습한 곳에 남. 줄기는 가늘며 높이 20cm 가량. 잎은 타원형으로 뿌리에서 뭉쳐 남. 여름에 흰 다섯꽃잎이 피며 관상용임. 잎은 기침, 동상의 약재로 씀.

도움말 · **통증에 대한 응급처치**

통증은 질병 초기에 나타나는 하나의 증세이다. 통증을 느낀다는 것은 그 기관 내부에 질병이 생겼음을 의미한다. 가장 견디기 어렵고 가장 두려운 것이 또한 통증이다. 두통의 원인은 세균성 뇌막염, 두개골 내의 종양, 월경, 축농증, 치통 등 그 원인은 다양하다.

① 급성 질환이나 사고에는 냉찜질을 한다.

② 만성질환이 원인인 통증에는 온찜질을 한다.

③ 급만성을 막론하고 가벼운 마사지가 도움이 된다.

085 잦은 기침과 짙은 가래 분비물이 있다.

백일해(百日咳)

이런 증상을 확인하라!

잠복기는 3~12일이며 6~8주에 걸쳐 3단계의 임상 경과를 받아야 한다.

1) 카타르기 : 가장 전염력이 강한 시기로 1~2주 지속되며 콧물, 결막염, 눈물, 경미한 기침, 낮은 발열의 가벼운 상기도염 증세가 나타난다.
2) 경해기 : 기침 시작 후 약 2주 말이 될 때 시작하는데 발작성인 짧은 호기성 기침이 계속되다가 끝에 길게 숨을 들이쉴 때 '흡'하는 소리를 들을 수 있다. 해소 발작 중에는 얼굴이 빨개지고 눈이 충혈되며, 기침 끝에 구토가 동반되고 끈끈한 점액성 가래가 나오기도 한다. 약 2~4주 또는 그 이상 지속되며, 무호흡, 청색증, 비출혈, 경막하 출혈 및 하안검 부종 등을 볼 수 있다.
3) 회복기 : 회복기에 들어서면 기침의 정도와 횟수 및 구토가 점차 감소하며 약 1~2주 지속된다.

먹어야 할 좋은 식품

감초, 호도, 배, 무, 호박씨, 질경이, 뽕나무 뿌리

동의보감 치료방법

- 호도 알맹이를 조석으로 3개씩 먹으면 낫는다.
- 뽕나무 뿌리 껍질을 달여 먹으면 효과가 좋다(감기 기침에도 효

과가 있다).

- 잘 익은 큰 배 한 개에 호두알 50개를 젓가락으로 꽂아 넣은 다음 반죽한 밀가루로 배 전체를 싸 바르고 그 위에 물에 적신 문종이로 싸서 불속에 파묻어 두었다가 푹 익은 후에 호두알은 빼서 버리고 그대로 먹던가, 또는 즙을 내어 먹으면 낫는다.
- 배와 무를 같은 비율로 즙을 내어 함께 섞어서 마시면 효과를 볼 수 있다.
- 호박씨나 늙은 호박 꼭지를 태워서 만든 가루에 흑설탕을 넣고 물에 희석시켜 마시면 신기하게 효과를 본다.
- 무즙에 수수엿을 넣어 달여 먹으면 즉효하다.
- 질경이 12g, 감초 4g, 얼음사탕 8g을 함께 2홉의 물로 반이 되게 달여 하루 2~4회 나누어 먹으면 효과를 얻는다.

볼거리(風熱)

이런 증상을 확인하라!

잠복기는 약 2~3주간이며 30~40%는 증상이 없다. 타액선 비대와 동통이 특징적인 소견이며, 대부분 이하선(귀밑샘)을 침범한다. 처음에는 한쪽에서 시작하여 2~3일 후에는 양쪽이 붓게 되지만, 환자의 약 25%에서는 한쪽만을 침범하기도 한다. 이하선 비대는 1~3일째 최고에 달하며 3~7일 이내에 점차 가라앉는다. 볼거리 환자의 절반 이상은 뇌척수액 검사에서 백혈구 증가 소견을 보이나 실제 뇌수막염의 증상이 있는 경우는 10% 미만이다.

먹어야 할 좋은 식품

우약, 무

동의보감 치료방법

- 무를 강판에 갈아 헝겊에 싸서 냉찜질을 하면 통증이 가라앉는다.
- 우약(芋藥)을 만들어 환부에 붙이면 2~3일 만에 가라앉게 된다.

087 발작적으로 호흡 곤란을 느낀다.

천식(喘息)

이런 증상을 확인하라!

감기가 들면 곧 쌕쌕거리면서 기침을 하게 되지만 열은 있을 수도 없을 수도 있다. 호흡 곤란의 정도는 감기보다 가벼운 증세이지만 닮은 점은 숨을 내쉴 때에 괴롭고 들이마실 때에는 아무렇지도 않다는 점이다.

먹어야 할 좋은 식품

도라지, 질경이, 두더지, 무씨, 벌집

동의보감 치료방법

- 무씨를 1일 10~15g 가량 360cc의 물로 반이 되게 달여 3회에 나누어 식사 30분 전에 복용한다.
- 불로 끓여 달인 도라지액 1순갈을 3~4회 나누어 먹는다.
- 벌집 2냥 쭝을 태워 가루를 만들어 1회 1돈씩 미음으로 복용한다.
- 질경이 전초에 설탕을 약간 넣고 달여 차로 마시면 효과가 있다.
- 질그릇을 사용하여 불에 태운 두더지 가루를 1일 1회 반 순갈(차순갈) 가량을 복용하기 좋은 방법으로 하여 2~3마리 정도만 복용하면 큰 효과를 볼 수 있다.

088 아이가 심한 고열로 경련을 일으킨다.

어린이 경련

이런 증상을 확인하라!

다섯 살 미만 소아의 경련은 고열로 인한 '열성경련'이 주 원인인데 전체 소아의 5% 정도가 경험할 정도로 흔하며, 높은 '열'로 경련을 일으키는 것으로 열에 대한 조절 능력이 미숙한 다섯 돌 미만 어린이에게서 흔히 일어난다. 특히 18~22개월 때, 여자 아이보다 남자 아이에게 많다. 유전성이 있어 가족 중 열성 경련을 경험한 사람이 있으면 나머지 가족 중 60~70%도 경험하게 된다. 그러나 이런 열성 경련은 자라면서 자연히 없어진다.

먹어야 할 좋은 식품

무, 우엉, 감귤, 찹쌀, 부추 뿌리, 호도

동의보감 치료방법

- 상치 줄기를 불에 태워서 그 재를 꿀이나 젖에 타서 먹는다.
- 질경이씨를 달여 그 물에 주사(朱砂 : 수은과 황과의 화합물 광석)를 약간을 타서 먹으면 급성에도 잘 듣는다.
- 범의귀 생잎 10매 가량에 소금을 조금 넣고 으깨어 즙을 낸 다음 그 즙을 아이의 입속에 흘려 넣어주면 효과를 얻을 수 있다.
- 꿩고기를 구워 설탕을 쳐서 먹으면 효과를 본다.

089 아이가 열이 나고, 보채고, 기침 등 감기 증세가 있다.

홍역(紅疫)

이런 증상을 확인하라!

발진이 피부에 생기는 바이러스에 의한 전염병의 하나이다. 잠복기는 10~21일이며, 열이 나고, 보채고, 재채기, 기침, 등 마치 감기와 같은 증상으로 시작된다.
발병은 3~4일간을 말한다. 발열과 동시에 신체 곳곳에 염증을 일으킨다. 즉 결막염을 일으키고, 눈이 충혈되고, 눈물, 콧물을 흘리든가 재채기와 기침이 나고 가래가 나오는 등의 증상이 나타난다.
발진은 귀의 위쪽, 목, 얼굴로부터 시작해서 온몸에 퍼진다. 이 발진은 처음에는 좁쌀 크기의 반점이던 것이 점점 커져서 서로 얽혀 불규칙한 반점을 사방에 형성한다.
발진이 멈추면 열이 내리면서 회복기에 들어간다. 열은 일주일 정도면 평상시의 체온으로 돌아가게 되고 발진도 차차 사라진다.

먹어야 할 좋은 식품

상치, 범의귀, 꿩고기, 질경이씨

동의보감 치료방법

- 현미에 무와 우엉을 썰어 넣고 죽을 쑤어 먹이면 빨리 낫는다.
- 생 부추 뿌리를 달여 먹이면 발진이 속하다.

- 껍질을 벗긴 호두 알 2개와 사삼(한약) 2돈을 함께 볶아 1홉의 물로 반이 되게 달여 먹이면 효과가 좋다.
- 무즙 1순갈에 생강즙 한 방울과 약간의 간장, 설탕을 넣은 다음 그것을 온수에 타서 먹이면 발진이 멈출 뿐만 아니라 가볍게 병치료를 끝낼 수 있다.
- 감귤 10개 가량을 200cc의 물에 넣어 약한 불로 반량이 되게 달여 설탕을 가미하여 차 대신 먹인다. 발진을 촉진시키면서 순조롭게 마칠 수 있게 하는 효과가 있다.

도움말 · **소아 허약체질의 한방**

- 소건중탕(小建中湯) : 코피가 잘 나며 쉬 피로해지며 안색이 나쁘고 배에 힘이 없는 아이에게
- 시호계강탕(柴胡械薑湯) : 명치 주위에 박힘이 있고 머리 윗부분에 땀을 잘 흘릴 때
- 소시호탕(小柴胡湯) : 피부와 점막이 약하여 편도선이 잘 붓고 발열할 때 복용시키면 건강한 아이가 된다.

090 가벼운 발열과 전신에 작은 반점과 물집이 있다.

수두(水痘)

이런 증상을 확인하라!

잠복기간은 10~21일 정도이며 가벼운 발열과 동시에 전신에 빨간 작은 반점이 돋는다. 크기는 각양각색이나 시간이 좀 지나면 중심부에 물집을 만들어 2~3일이 지나면 말라서 딱지가 된다. 딱지가 떨어지면 수개월 동안 그 자리가 남는다.

먹어야 할 좋은 식품

오령산, 계지가황기탕(桂枝加黃耆湯)

동의보감 치료방법

- 계지가황기탕[53]은 경증에 효과가 좋다.
- 오령산[54]은 몹시 가렵고 목이 마를 때 쓴다.

---

53) **계지가황기탕(桂枝加黃耆湯)** : 황한(黃汗)으로 발열(發熱)하고, 양쪽 종아리가 시리며, 몸이 아프고 무거우며, 허리 위로 땀이 있고 허리 아래로는 땀이 없으며, 소변(小便)이 시원하지 않는 것을 치료하는데 쓰이는 처방이다.

54) **오령산(五齡散)** : 네 번 잠을 잔 누에가루

091 밤에 자다가 무의식 중에 오줌을 자주 싼다.

야뇨증(夜尿症)

이런 증상을 확인하라!

야뇨증의 원인 중 9할은 심인성(心因性)이다.
무언가의 대한 심리적 저항이 작용하여 신경실조를 일으키게 함으로써 긴장 제어에 이상을 초래, 오줌싸개가 되는 것이다.

먹어야 할 좋은 식품

은행, 계란, 팥, 부추, 감꼭지, 연잎, 팥잎

동의보감 치료방법

- 감꼭지를 달여 마시면 좋은 결과를 얻을 수 있다.
- 팥잎을 생으로 즙을 내어 마시면 매우 효과가 있다.
- 그늘에 말린 연잎 2매에 약간의 감초를 넣고 달여 3회에 나누어 먹으면 좋다.
- 부추에 달걀을 넣고 조리한 음식을 평소에 자주 먹으면 좋은 효과를 얻을 수 있다.
- 팥고물을 넣은 인절미를 잠자기 1시간 전에 먹으면 좋다.

자궁암(子宮癌)

이런 증상을 확인하라!

초기에는 거의 고통이 없다가 조직이 무너지기 시작하면서 출혈과 대하가 나타난다. 부정출혈은 성교 직후에 있는 일이 많으므로 주의를 요한다. 대하는 처음에 얼마 되지 않은 소량이나 점점 양이 많아지면서 피와 고름이 섞이거나 악취를 풍긴다. 병세가 진행되면 아랫배가 거북하며 진통이 있다.

먹어야 할 좋은 식품

잉어비늘, 등나무의 혹, 마름

동의보감 치료방법

- 잉어 비늘을 뚜껑이 있는 질그릇 속에 넣고 불에 넣고 태워 1회에 1~2g씩 복용한다.
- 마름[55]을 1회에 10개씩 달여 마신다.
- 등나무에 생기는 혹을 깎아서 물로 달여 마시면 효과가 좋다.

---

55) **마름** : 마름과의 한해살이풀. 연못 등에 나는데 뿌리는 흙 속에 박혀 있으나 잎은 물 위에 뜨고 여름에는 흰 꽃이 핌. 마름모꼴로 된 열매는 식용, 약용으로 씀.

냉증(冷症)

이런 증상을 확인하라!

냉증이란 추위를 탄다는 것과는 다르다. 몸의 일부 특히 손, 발, 허리 등이 항상 얼음처럼 차거나 차게 느껴지는 증상을 말한다. 그런 사람은 밤에 잠자리에 들어서도 몸은 곧 따뜻해지지만 하체는 언제나 차갑다.

먹어야 할 좋은 식품

계란, 부추, 굴, 비듬, 분디, 오수유, 오미자, 구기자, 쑥

동의보감 치료방법

- 오미자 4냥 쭣으로 가루를 낸 다음 된장을 약간 넣고 짓이겨서 질내에 넣으면 효과가 있다.
- 구기자잎을 달여 차처럼 늘 마신다.
- 그늘에 말린 쑥을 한 줌 가량 500cc의 물로 반량이 되게 달여 그것을 하루에 3~4회 나누어 마신다.
- 부인의 음부 냉증에는 분디[56]와 오수유[57]를 같은 비율로 함께

---

56) **분디** : 산초나무의 열매

57) **오수유(吳茱萸)** : 운향과의 낙엽 활엽 교목. 높이 약 3m. 잎 · 줄기에 털이 있고 초여름에 녹색 꽃이 핌. 적자색 과실은 향기가 있고 맵다. 약재로 씀.

가루로 하여 꿀에 개어 솜에 싸서 질속에 넣는다.

- 달걀을 쑥잎과 함께 삶아서 까먹으면 효과가 좋다.
- 부추를 나물로 무쳐 먹던가 국을 끓여 먹으면 몸이 더워진다.
- 비듬 뿌리를 짓찧어 붙이면 효과가 좋다.
- 초에 나무재를 넣어 자주 문지르면 효과를 본다.

도움말 · **어린아이의 경련 발작 응급처치**

① 질식되지 않도록 기도를 확보하는 것이 중요하다.

② 혀를 물지 않도록 수건이나 거즈를 물려준다.

③ 의복을 헐렁하게 해주고 모로 눕혀서 기도에 이물질이 들어가지 않게 한다.

④ 열이 있을 때는 얼음주머니나 물수건으로 식혀준다.

094 생리 주기가 극단적으로 짧던가 월경이 순조롭지 않다.

월경불순(月經不順)

이런 증상을 확인하라!

월경불순은 월경주기가 극단적으로 짧던가(2~3주간), 아니면 49일 이상이 되는 경우를 말한다. 짧은 경우를 빈발월경, 긴 경우를 희발월경이라 한다. 월경주기가 짧든, 길든 아무 탈없이 언제나 일정한 경우는 병이 아니다. 평소에는 3~4일 차이는 있으나 초조기나 폐경기, 수유 중에는 불규칙한 경우가 많다.

먹어야 할 좋은 식품

우엉, 수세미, 부추, 미나리, 율무 뿌리, 향부자 뿌리, 부모초, 쑥, 잇꽃

동의보감 치료방법

- 우엉잎을 술에 담가 4~5일 두었다가 그 술을 1일 3회 1잔씩 복용하면 통경이 된다.
- 말린 수세미를 구워 가루를 만들어 한 번에 3돈씩 하루 3회 술에 타서 마시면 효과가 있다.
- 향부자 뿌리의 껍질을 벗겨서 달여 마시면 효과가 좋다(1회 3~10돈 쭝).

- 부추 생즙 1공기에 어린아이 오줌 반 공기를 타서 뜨겁게 데워 마시면 좋은 효과를 얻을 수 있다.
- 말린 미나리 1냥 쯤을 물로 반량이 되게 달여 마신다.
- 율무 뿌리 1냥 쯤을 물에 달여 마신다. 4~5회 계속해서 마시면 큰 효과를 얻을 수 있다.
- 익모초는 부인병의 묘약으로 널리 알려져 있다. 개화기인 8월경에 땅 위의 익모초를 채취하여 그늘에 말렸다가 하루 15g을 달여 마신다. 생리 불순에 효과가 있다. 구어혈 작용이 있으므로 월경이 오래 지속될 때 쓰면 탁한 피를 배출하고 지혈시키며 월경이 늦어질 때는 월경을 나오게 한다.
- 잇꽃 말린 것 3g을 하루 양으로 달여 마신다. 옛날 여성들이 잇꽃으로 물들인 속옷을 사용한 것은 골반내의 혈액 순환을 좋게 하고 냉증을 고치는데 도움이 되었기 때문이라고 한다.
- 쑥은 부엽(浮葉)이라 부르며 지혈제로 쓰인다. 말린 잎을 하루량 10g을 달여서 먹으면 과다월경과 과장월경에 효력이 있다.

월경통(月經痛)

이런 증상을 확인하라!

생리 시작 혹은 생리 시작 직전에 하복부 통증이 시작되며 생리가 끝나거나 혹은 생리 2~3일 후에 통증이 없어진다. 그 외 주로 동반되는 증상에는 두통, 오심, 구토, 요통, 설사, 어지러움, 불면증 등이 있다. 월경통이란 하복통이나 요통 따위의 월경통이 일상생활에 지장을 줄 정도로 심한 경우를 말한다. 원인으로는 자궁외구협착, 자궁발육부전, 자궁전굴, 난소기능부전 따위의 성기 이상과 자궁내막증, 자궁근종 등의 질병, 과로, 신경과민 따위의 신경에 의한 것 등이다.

먹어야 할 좋은 식품

계란 껍질, 소철 열매, 겨자

동의보감 치료방법

- 달걀 껍질을 가루로 하여 복용하면 효과가 좋다.
- 월경시의 요통에는 겨자 가루를 물에 개어 바르면 낫다.
- 완숙한 소철[58] 열매를 완전히 건조한 후 썰어서 400cc의 물

58) **소철(蘇鐵)** : 소철과의 열대산 상록 교목. 높이는 3m 정도. 잎은 대형의 깃꼴 겹잎인데 줄기 끝에 돌려나고, 수꽃은 긴 원통형의 솔방울 모양임. 열매는 식용 · 약용으로 씀.

에 1개를 넣고 물이 반량이 될 때까지 달여 수회에 나누어 마신다.

도움말 · **건강하고 오래 살기 위한 식생활**

① 단백질은 식물성 단백질을 주로 섭취하고 동물성 단백질은 줄이는 것이 좋다. 두부, 검정콩, 팥 등을 주로 섭취한다.

② 동물성 단백질은 어패류를 주로 하고 육류는 가급적 줄인다. 어패류에서는 작은 생선을 우선으로 한다. 닭고기는 어패류와 비슷한 단백질을 함유하고 있다.

③ 주식은 쌀이 최고이며 영양학적으로 미정백미(未精白米)가 좋다.

④ 야채는 충분히 섭취하는 것이 좋다. 특히 녹황색 야채는 카로틴, 비타민류, 칼슘 외에 미네랄을 풍부하게 함유하고 있다. 무, 무청, 쑥갓, 호박, 당근, 양파, 미나리 등의 야채를 즐겨 먹는다.

⑤ 과일은 제철에 나는 것을 적당히 섭취하는 것이 좋은데 과식을 해서는 안 된다. 당분이 많은 과일은 근본적으로 야채와는 다른 물질이다. 비만인 사람은 특히 주의가 필요하다.

⑥ 해조류는 소량이라도 매일 섭취하는 것이 바람직하다. 미역, 다시마, 녹미채, 김 등인데, 다시마는 염분을 많이 함유하고 있기 때문에 주의가 필요하다. 어느 장수촌을 조사한 바에 의하면 해조류를 항상 섭취하는 마을에서는 뇌졸중 환자가 거의 없었다고 한다.

096 유방의 일부가 단단하게 부으면서 아프다.

유종(乳腫)

이런 증상을 확인하라!

주로 유방의 피부 부위에 발적을 동반한 통증으로 가만히 있어도 느낄 수 있으며, 만지거나 누르면 더 통증이 온다. 유방 농양이 생긴 경우 종괴(덩어리)로 만져지기도 하며 유두로 고름과 비슷한 혼탁액의 분비물이 나오는 염증이다.

먹어야 할 좋은 식품

수선 뿌리, 귤껍질, 자두, 머위, 감초

동의보감 치료방법

- 수선 뿌리를 강판에 갈아 헝겊에 발라서 붙이면 초기일 경우에는 즉시 낫는다.
- 귤피 1냥, 감초 1돈을 3홉의 물로 달여 마신다.
- 자주(오얏)씨 알맹이를 짓이겨서 환부에 붙인다.
- 밀가루를 초로 반죽하여 문종이에 발라서 환부에 붙이면 열이 내리고 응어리도 풀린다.
- 머위잎을 불에 쪼여 부드럽게 해서 환부에 붙이되 마르면 갈아 붙인다. 화농된 부위에 붙이면 고름을 잘 빨아낸다.

자궁내막염(子宮內膜炎)

이런 증상을 확인하라!

자궁내막염은 자궁내막이 성교나 출산, 유산 후, 월경 중의 비위생적인 처리로 말미암아 화농성 세균이 침입 감염되어 점막에 생기는 염증이다. 하복부에 불쾌감이나 통증이 있으면서 고름이나 점액이 섞인 흰색이나 누런빛을 띤 탁한 액체가 흘러나온다. 피가 섞여 나오는 경우도 있다.

먹어야 할 좋은 식품

질경이, 삼백초, 곤약, 무청, 뽕나무 뿌리, 사프란, 인삼, 석류꽃

동의보감 치료방법

- 뽕나무 뿌리를 달여 마시면 효과가 있다.
- 사프란[59] 암술 40~50본을 헝겊 주머니에 넣고 끓는 물에 부어 그 탕을 1일 3회 복용한다.
- 인삼을 많이 먹어도 효과가 좋다.
- 석류꽃 달인 물을 마시고 그 물로 음부를 씻는다.

---

59) **사프란** : 붓꽃과의 여러해살이풀. 온대 각지에서 재배함. 마늘 비슷한 비늘줄기가 있고 잎 모양은 침상으로 가늘고 깊. 가을에 담자색 여섯꽃잎이 핌. 건위제, 진정제로 씀.

- 곤약을 뜨겁게 끓여 헝겊에 싸서 하복부에 찜질을 한다.
- 무시래기 삶은 물로 요탕(허리 아래만 담그는 것)을 하면 효과가 있다.
- 그늘에 말린 질경이와 삼백초를 각 한 줌씩 500cc의 물로 절반이 되게 달여 3회에 나누어 마신다.

도움말 · **자연 식초의 효능**

① 산성을 중화시키는 역할을 한다.
② 살균 작용, 방부 작용, 해독작용을 한다.
③ 피로감을 없애준다.
④ 소화를 촉진시키고 변비를 예방한다.
⑤ 비만을 방지한다.
⑥ 암에 대한 면역력을 높인다.
⑦ 채소의 비타민C를 보호한다.
⑧ 간장을 보호하고 노화를 방지한다.
⑨ 장을 깨끗하게 해준다.

습관성 유산(習慣性遺産)

이런 증상을 확인하라!

임신 20주 전에 3회 이상의 유산이 발생한다. 유산의 증상은 보통 질출혈 또는 하복부 통증으로 두 증상 나타나거나 한 증상만 나타나는 경우도 있다. 증상없이 지내다가 정기적인 산전 진찰 때 시행한 초음파 검사에서 발견될 수도 있다. 가장 많은 증상 중에 하나가 3개월 때쯤 하지가 어딘지 모르게 찍어 눌리는 듯한 느낌이 들면서 출혈이 있고 수일 안으로 허리가 아파지면서 유산을 한다.
태아가 출산하면 출혈은 수일 안으로 멈추게 되지만 난자가 조금이라도 남아있으면 언제까지라도 출혈은 계속된다.

먹어야 할 좋은 식품

녹각, 계란, 잉어, 생강

동의보감 치료방법

- 낙태로 인한 하혈에는 녹각을 태워 가루로 만들어 콩자반 즙에 희석시켜 1회 1돈씩 1일 2회 물로 복용하면 효과가 좋다.
- 달걀 노른자위 1개를 생강즙 1홉에 섞어 마신다.
- 유산을 했을 때는 잉어 한 마리와 현미 한 되에 된장을 넣고 죽을 쑤어 먹는다(1일 1회).

099 결혼 2년이 지나도 임신이 안 된다.

불임증(不姙症)

이런 증상을 확인하라!

여자가 성욕은 있으나 성행위시 쾌감이 적거나 느끼지 못하는 증상이며 감각이 둔하거나 익숙해져서 별다른 느낌을 갖지 못하게 되는 경우도 있다.
결혼 후 2년이 지나도 임신을 못하는 경우를 불임이라고 한다. 원인이 남성, 여성 중 한쪽에만 있는 경우도 있고 양쪽 모두에게 있는 경우도 있다.
남성 측의 경우는 정액 속에 정자가 없거나(무정자증) 있어도 극히 적거나 (준무정자), 성기의 기형이나 변형, 발육부전 또는 당뇨병 같은 내분비 이상 같은 것이 원인이 되는 조루나 발기 불능의 경우도 있다.
여성 측의 경우는 성기의 이상이나 성기능 이상에 의한 성교장애, 난소기능 부전에 의한 무월경이나 무배란 월경, 난관이 막혀 있는 난관 폐쇄, 자궁 후굴이나 자궁종, 자궁내막염 등의 자궁 이상을 들 수 있다.

먹어야 할 좋은 식품

당귀작약산, 계지복령환, 온경탕, 익모초, 메꽃, 메뚜기

동의보감 치료방법

- 당귀작약산[60]을 피로해지기 쉽고 빈혈 기미가 있는 사람에게 쓴다.

---

60) **당귀작약산** : 승검초의 뿌리.

- 온경탕은 월경이 불순한 사람에게 효과가 좋다.
- 계지복령환[61]을 월경 이상, 난소염, 자궁 내막염 따위의 증상이 있을 때 쓴다.
- 메꽃은 부인병, 정력 감퇴에 좋은 약재이다.
- 메꽃줄기, 뿌리째 말린 것 10g에 물 4홉을 붓고 절반이 될 때까지 달여서 수시로 마신다. 잎은 양념을 해서 나물처럼 무쳐 먹고 꽃은 초절임 화채에 좋다. 또는 삶거나 튀겨 먹는다.
- 메뚜기 30~40마리를 뜨거운 물에 살짝 데쳐 말린 다음 마늘을 넣고 푹 고아서 마신다. 볶아 먹을 수 있고 깨소금, 탱자와 함께 가루 내어 밥에 뿌려 먹어도 좋다.
- 익모초는 남녀 모두에게 성감을 증진시키고 불임증에 특효하다. 익모초 4~6g을 400cc 물에 달여 한 번에 마신다.

---

61) **복령(茯苓)** : 불안전한 균류의 하나. 땅 속의 솔뿌리에 기생. 구형이나 타원형의 큰 덩이로 껍질은 흑갈색 주름이 많고 속은 담홍색으로 부드러우며 마르면 딱딱해져 흰빛을 띰. 약재로 씀.

100 여성의 성기에서 희거나 붉은 점액이 나온다.

대하증(帶下症)

이런 증상을 확인하라!

여성의 생식기에서는 항상 분비물이 나와서 성기를 촉촉이 적시고 있는데, 어떤 원인에 의해 분비물의 양이 늘거나 성질이 변화하여 질구로부터 흘러나오는 경우가 있다. 이것을 대하(帶下)라고 한다.
건강한 사람도 월경 전후의 2~3일간은 대하가 비치게 되지만, 이것은 생리적인 것이기 때문에 걱정할 필요는 없다. 또 임신한 경우에 나오는 대하도 무색이나 백색인 때에는 걱정하지 않아도 된다.

먹어야 할 좋은 식품

호장근, 연씨, 삼씨, 석류꽃, 마타리 뿌리, 벌집, 후추, 찹쌀, 쑥, 접시꽃, 대추, 감초

동의보감 치료방법

- 마타리[62] 뿌리 8g을 물로 달여 하루에 마시면 효과가 있다.
- 벌집을 볶아 가루를 내어 1회 5스푼씩 더운 술로 복용한다.
- 찹쌀과 후추를 같은 비율로 가루를 내어 식초에 반죽을 한 다음

62) **마타리** : 마타릿과의 여러해살이풀. 산이나 들에 남. 높이는 1m 가량. 여름에 노란꽃이 핌. 어린잎은 식용.

식초탕으로 먹으면 효과가 있다.

- 삼씨 한 줌 가량을 500cc의 물로 2/3 양이 되도록 달여 1일 2~3회 복용한다.
- 그늘에 말린 석류꽃을 목욕탕에 넣어 목욕을 하면 효과가 있다.
- 호장근(간질대뿌리)을 삶아 그 물로 감주를 만들어 먹으면 효과가 좋다.
- 겉껍질을 깐 연씨를 달여 마신다.
- 쑥 20g, 생강 말린 잎 10g을 함께 달여 하루 3회 마신다.
- 쑥잎 속에 달걀을 넣고 삶아 먹는다.
- 쑥잎 달인 물로 뒷물을 하거나 찜질을 한다.
- 닭에 접시꽃을 넣고 달인 후 그 물을 마신다.
- 접시꽃이나 그 뿌리를 달여 마신다.
- 대추와 감초를 엿기름에 섞어 약한 불에서 오래 끓인 후 그 물에 꿀을 타서 수시로 마신다.

방광염(膀胱炎)

이런 증상을 확인하라!

방광에 통증이 있고 소변이 잦으면서도 탁한 것이 특징이다. 대개의 통증은 소변을 볼 때 또는 소변이 끝날 무렵에 찌르는 듯한 아픔이다. 소변이 자주 마렵게 되는 것은 방광점막이 세균에 의해 자극을 받게 되어 방광의 용적이 줄어들기 때문이다. 병세가 악화하여 방광점막으로부터 출혈을 하게 되면 오줌이 팥죽처럼 된다.

먹어야 할 좋은 식품

참깨, 말오줌나무, 꿀풀, 감, 해바라기

동의보감 치료방법

- 말오줌나무(接骨木) 전초 한 줌을 물로 달여 차 대신 자주 마시면 효과가 있다.
- 꿀풀 꽃을 달여 마시면 오줌이 기분 좋게 나온다(1일 20~30g).
- 해바라기씨를 볶아서 물로 달여 차로 상시 복용하면 효과가 있다.
- 곶감 5~6개에 검은깨 4g을 넣고 350cc의 물로 반량이 되게 달여 3회에 나누어 하루에 마신다. 곶감이 없으면 보통 감도 무방하다.
- 방광의 모든 질병에는 매일 참깨를 조금씩 먹으면 좋다.

102 소변 줄기가 가늘고 힘이 없으며 잦은 소변을 본다.

전립선비대증(前立腺肥大症)

이런 증상을 확인하라!

우선 배뇨 곤란이 큰 특징이다. 배뇨를 하려고 해도 나오기까지 비교적 시간이 걸리고 또 끝날 때도 시간이 걸린다. 소변 줄기는 가늘고 힘이 없으며 배뇨 횟수도 잦고 야뇨증(夜尿症)이 따르는 수가 많다.

먹어야 할 좋은 식품

깨, 콩, 야채

동의보감 치료방법

- 국부의 혈액순환을 좋게 해줌으로서 부기가 빠진다. 조석으로 하루에 두 번씩 매일 꾸준하게 한다.
- 목욕을 할 때 국부에 냉수를 끼얹는다. 적어도 1개월 이상 꾸준히 계속해야 효과를 볼 수 있다.
- 현미 채식요법이 매우 효과적이다. 현미로 지은 밥을 주식으로 하고 부식은 녹색 야채를 취한다. 식사 양은 8분 이하로 하고 단백질, 지방은 콩류 깨 등 식물류를 섭취한다.
- 비파잎 진액을 마시거나 잎을 차로 달여 마신다.

103 성관계 2~8일 후에 성기에서 젖빛 고름이 나온다.

임질(淋疾)

이런 증상을 확인하라!

성교 후 2~8일간의 잠복기간이 지난 다음 요도가 근질근질하면서 젖빛처럼 뿌연 고름이 나오다가 차차 농도가 진한 것으로 변한다. 배뇨 때나 발기시에는 요도에 심한 통증을 느끼게 되지만 합병증이 없는 한 3~4주 후에는 대개 가라앉게 된다.

먹어야 할 좋은 식품

머루, 무화과, 곶감, 질경이, 아가위, 미나리, 호두, 겨자, 참깨

동의보감 치료방법

- 생미나리의 가운데 줄기만으로 짓찧어서 즙을 낸 다음 1공기씩 하루 2회 상시 복용하면 효과가 좋다.
- 호두알을 갈아서 쑨 호두죽을 상식하면 효과가 좋다.
- 겨자를 물로 달여 마신다.
- 참깨를 짓찧어 좁쌀에 넣고 죽을 쑤어 먹으면 낫는다.
- 곶감과 등심초(골풀)를 같은 비율로 함께 물에 달여 마시면 효과가 좋다.
- 오징어를 가루로 만들어 1회 1돈씩 생지황 즙에 타서 마신다.

- 간을 하지 않고 말린 청어에 약간의 사향을 불로 태워 가루를 만들어 1회에 1숟갈씩 물로 복용하면 좋다.
- 마당풀로 생즙을 내어 1회 한 공기씩 마신다.
- 아가위[63]를 태워 만든 가루를 꿀로 환을 만들어 1회 8돈 쭝씩 1일 3회 공복에 백비탕으로 복용한다.
- 머루즙 3홉에 꿀 1홉을 혼합하여 공복에 마신다.
- 무화과나무 뿌리를 달여 마시면 효과가 좋다.
- 곶감 1근을 5홉의 물로 삶아 차처럼 수시로 마신다. 6~7일간 계속 마시면 낫는다.
- 질경이씨 12g과 결명자 20g을 4홉의 물로 반량이 되게 달여 차처럼 마시면 특효하다.

---

63) **아가위** : 산사나무의 열매(산사자).

104 오줌을 조금씩 자주 눈다.

빈뇨증(頻尿症)

이런 증상을 확인하라!

보통 성인은 낮에 깨어 있는 동안 4~6회, 밤에 자는 동안 0~1회, 많아도 하루 총 10회 이내로 배뇨하는 것이 정상인데, 이 범위를 넘어 배뇨 횟수가 비정상적으로 증가하는 경우를 빈뇨라고 한다.
빈뇨는 방광의 염증에서 흔히 볼 수 있는 증상이며, 전립선 비대증이나 요도협착증 등에 의해 하부 요로가 폐색된 경우에서도 나타난다. 드문 원인으로는 방광 결핵이나 방사선 치료에 의한 방광염, 간질성 방광염 등 만성 염증으로 방광이 섬유화된 경우가 있다.

먹어야 할 좋은 식품

인절미, 고비, 은행, 호두, 머루, 수박

동의보감 치료방법

- 수탉의 날개를 태워서 만든 가루를 술에 타서 1숟갈씩 마시면 효과가 있다.
- 호두 4~5개를 매일 취침 전에 먹으면 효과가 있다.
- 은행알 7개는 생으로 7개는 구워서 먹는다.
- 굴가루와 적석지(赤石脂) 가루를 같은 비율로 하여 술로 환을 만

들어 1회 1돈씩 미음으로 1일 2회 복용한다.

- 인절미(팥고물 무친 것이면 더욱 좋다)를 설탕없이 취침 전에 1~2개씩 먹고 자면 밤중에 소변 보는 일이 없게 된다.
- 고비를 진하게 달여 마시면 매우 효과가 있다.
- 머루 넝쿨은 갈증을 없애고 소변을 이롭게 한다.
- 머루 뿌리는 하초의 열을 다스리고 종독(헌데)을 다스린다.
- 수박을 수시로 먹고 그 씨를 말려 두었다가 가루를 내어 물에 타서 마시면 효과를 얻을 수 있다.

급성신염

이런 증상을 확인하라!

목이 아프면서 열이 난 다음 10~20일 정도 지나면 열이 내리면서 아팠던 목도 낫는다. 하지만 몸은 여전히 나른하고 허리가 아프던가 피로해지기 쉽다. 또 목이 마르던가, 식욕이 없어지던가, 아침에 일어났을 때 눈두덩이 부어 있는 경우가 많다. 그 부기는 전신으로 퍼지고 동시에 혈압이 오르며, 단백뇨나 혈뇨가 나오는가 하면 요량이 급격히 줄어들기도 한다.

먹어야 할 좋은 식품

말오줌 나무, 해바라기, 갈대, 가물치, 더덕, 우렁이, 당근

동의보감 치료방법

- 갈대 뿌리를 생으로 15~20g을 350cc의 물로 반량이 되게 달여 1~2회에 나누어 마시면 열, 부기, 진한 뇨에 효과가 있다.
- 말오줌 나무의 씨, 결명자씨, 옥수수 낟알 20g을 함께 500cc의 물로 2/3로 양이 줄어질 때까지 달여 수회에 나누어 마신다. 그러면 배뇨가 잘 될 뿐만 아니라 2~3일 지나면 부기도 빠진다.

106 밤에 자주 소변을 본다.

만성신염

이런 증상을 확인하라!

만성신염 초기엔 전혀 자각증상이 없는 병이지만 체력이 저하했을 때 부기가 나타남으로써 비로소 알게 되는 경우가 많다. 부기는 심해지기도 하고 없어지기도 한다. 병이 진행되면 혈압이 오르고, 안색이 나빠지며, 눈이 몽롱해지고 동계가 일어나고, 숨이 가빠진다. 또 야간뇨라고 해서 밤에 몇 번씩이나 소변을 보게 된다.

먹어야 할 좋은 식품

율무, 당근, 검은콩, 옥수수 수염, 비파나무, 수박, 쉬뜨기풀, 팥, 잉어, 기린풀, 하고초

동의보감 치료방법

- 옥수수 수염을 그늘에 말려 한 줌 가량을 900cc의 물로 반량이 되게 달여 차처럼 마시면 부기가 빠지면서 효과가 나타난다.
- 비파나무잎을 달여 하루 10g 가량씩 마시면 효과가 있다.
- 율무알을 오랫동안 달여 마셔도 효과가 있다.
- 당근씨 12g을 3홉의 물로 반량이 되게 달여 세 번에 나누어 하루에 마신다.

- 검정콩 1홉에 감초 1돈 쭝을 넣고 달여서 아침 점심 저녁 3차례 마시면 효과가 있다.
- 수박을 먹으면 그 당분의 작용으로 뇨가 잘 나오게 된다.
- 뱀밥(쉬뜨기풀)을 데쳐서 나물로 먹든가, 또는 그늘에 말려 하루 6g 가량을 달여 차로 마신다.
- 노나무 열매나 잎 10g 가량을 달여서 마신다.
- 팥을 하루에 50g 맛을 내지 않고 달여 국물과 함께 먹으면 좋다. 팥에는 사포닌이 함유되어 있어 구역질이 나는 일이 있는데, 이를 방지하기 위해서는 물에 담가 떫은 맛을 우려낸다.
- 팥을 먼저 삶아서 부드럽게 한 뒤 비늘과 내장을 제거한 토막낸 잉어를 1시간 정도 끓인다. 즙을 먹은 뒤에 살은 먹어도 상관없다.
- 말린 기린풀 15g을 달여 먹으면 이뇨 효과가 있다.
- 하고초 말린 것을 10~15g 달여 차처럼 마신다.

신장결석(腎臟結石)

이런 증상을 확인하라!

신장 내의 내압이 높아지면서 찌르는 듯한 통증이 하복부에 일어난다. 이것을 신산통이라고 하며 심할 때는 진땀을 흘리면서 방바닥을 쥐어뜯을 정도의 통증이 있다. 이런 산통은 10여 분이 지나면 가라앉게 되지만 결석이 있는 한 이 통증은 반복해서 일어나는 것이 보통이다.

먹어야 할 좋은 식품

율무, 매실, 꿀, 석위, 레몬

동의보감 치료방법

- 석위잎(양치식물, 줄기는 이뇨제로 씀)을 달여 마시면 오줌이 잘 나오게 되면서 요로의 결석에도 효과가 좋다.
- 율무 알맹이나 잎 또는 뿌리를 달여 1일 3회씩 장기간 복용하면 효과가 좋다.
- 알카리성 식품인 매실이나 레몬을 1일 1개씩 계속해서 먹으면 효과가 있다.
- 꿀로 여러 가지 음료를 만들어서 마시면 효과가 좋다.

맹장염(盲腸炎)

이런 증상을 확인하라!

갑자기 한기를 느끼게 되면서 몸이 떨리고 38~40도의 고열이 난다. 배뇨 회수나 소변 양이 많아지고 단백이 섞인 탁한 오줌이 나온다. 열은 2~3일 지나면 서서히 내려가게 되는데, 이때 적절한 치료를 해 두지 않으면 발열을 되풀이하면서 악화될 우려가 있다.

먹어야 할 좋은 식품

옥수수 수염, 결명자, 개옷나무, 말오줌 나무

동의보감 치료방법

- 말오줌 나무잎 20g과 결명자 25g, 옥수수 수염 4g을 함께 500cc의 물로 2/3 가량 되게 달여 하루 4~5회에 나누어 차처럼 마시면 매우 효과가 좋다.
- 결명자씨 25g과 개옷나무잎 20g을 함께 500cc의 물로 2/3가량 될 때까지 달여 하루에 4회로 나누어 마신다.
- 말린 옥수수 수염을 적당량 물에 끓여 차처럼 마시면 도움을 받을 수 있다.

동의보감 처방전

이런 증상은 이렇게 고쳐라

노화방지

- 표고버섯을 믹서에 갈아서 고기를 섞어 기름에 튀겨 먹는다.
- 생선을 먹을 때 몸통의 살보다 배부분에 있는 골질판에 좋은 성분이 많으므로 버리지 말고 졸이거나 기름에 튀겨서 먹는다.
- 성게는 젓이나 요리한 것보다 생것을 먹는 것이 좋다.
- 팥은 신장이나 비뇨기 계통의 질환에 좋다. 이뇨작용을 돕고 노년기에 하체를 강하게 한다.
- 연한 감잎을 그늘에 말린 다음 김 굽듯이 불에 약간 구운 후에 뜨거운 물을 부어 차를 만들어 마신다. 카페인이 없어 동맥경화, 고혈압에 좋다.
- 생감을 두 쪽으로 쪼개서 식초에 담은 후 3개월이 지난 다음 윗부분의 맑은 물을 마신다.
- 생감 4쪽을 24시간 지난 후에 청주에 담가 3개월이 지난 다음 그 물을 마신다. 청주와 감의 비율은 2:1로 한다.

눈이 침침할 때

- 당근, 귤, 레몬, 사과 등을 함께 갈아서 마신다.
- 소의 간을 구워 먹는다.

- 6,7월의 감잎을 가늘게 채 썰어 말렸다가 달여 그 물로 눈을 씻는다.
- 말린 냉이를 가루 내어 먹는다.
- 눈이 붓고 침침할 때는 냉이뿌리를 짓이겨 그 즙을 걸러 눈에 떨어뜨린다.

피로회복

- 마늘을 찧어서 콩가루를 섞어 꿀을 넣은 다음 환을 만들어 먹는다.
- 마늘은 하루에 2~3쪽이 적당하다. 지나치게 많이 먹으면 빈혈을 일으킬 수 있고, 공복시에 많이 먹으면 급성 위염을 일으킬 수 있다.
- 구기자는 차나 요리를 만들어 먹을 수 도 있고 숙취로 인한 피로회복에 탁월하다.
- 말린 구기자 100g, 꿀 한 컵, 소주 1.8리터를 넣어 둔다. 3개월이 지나면 먹을 수 있으나 1년쯤 지나는 것이 좋다.
- 구가지 술을 하루에 한 잔, 칵테일 해서 마시면 바람직 하다.

과음

- 마늘 500g을 절반으로 쪼개어 차조기잎 50여 개, 생강 60g을 얇게 썬 다음 참깨 볶은 것 50g, 레몬 4개를 쪼개고, 꿀 1컵을 소주 1.8리터와 함께 넣어 2개월쯤 발효시킨 다음 마신다.
- 풋콩을 삶아 먹으면 술로 손상된 간장의 회복을 돕는다.

- 결명자 차를 마신다. 간열, 풍한을 다스려 간기능을 돕는다.
- 부추를 즙으로 만들어 한 컵을 1~2회 나누어 마신다.
- 김치, 부침 , 찌개 등을 먹는다.

허약체질

- 메뚜기를 달여서 먹는다.
- 메뚜기를 참기름에 볶아서 먹거나 가루 내어 꿀을 섞어 배꼽에 붙인다.
- 마(山芋)를 즐겨 먹는다.
- 뱀장어를 탕으로 끓여 먹거나 구워 먹는다.
- 달걀은 빼놓을 수 없는 건강을 돕는 식품이다.
- 균형 잡힌 식사란 선택적 식품이 아니라 풍부하고 종류가 다양한 식사를 꾸준히 섭취할 때 건강한 육체를 보존할 수 있다.

소화 불량

- 차조기잎을 소금물에 씻어서 햇볕에 말렸다가 약한 소금물로 밥을 하여 밥이 다 되어갈 때 말린 차조기잎을 비벼서 밥 위에 떨어뜨린다.
- 차조기잎, 생강 4g, 검정콩 1컵을 물 180cc에 넣고 20분 가량 삶은 후 걸러서 식힌 후 마신다.
- 산초는 향유 성분이 없는 겉껍질만을 쓰는데 2g 정도를 가루 내어 물에 타서 마신다.

- 인삼과 삽주뿌리를 가루 내어 꿀로 반죽해서 환을 지어 먹는다.
- 삽주뿌리 3~5g을 생강과 함께 달여서 매일 먹는다.
- 참마를 강판에 간 다음 양념하여 밥 위에 얹어서 먹는다.
- 쑥은 효소, 비타민류, 무기질, 탄닌 등이 함유되어 있어서 소화력을 증진시키고 혈액 순환을 돕는다.
- 칡뿌리를 말려서 가루 내어 먹거나 생즙을 마신다.
- 창출, 칡, 구절초, 익모초를 함께 가루 내어 꿀로 환을 지어 먹는다.

가래가 끓을 때

- 생 파인애플을 먹거나 주스를 만들어 마시면 좋다.
- 생강은 담을 없애고 기를 내리며 구토를 그치게 하고 풍한을 다스리며 경기를 진정시키는 역할을 하기 때문에 파와 함께 달여서 먹거나 홍차에 생강을 넣어 마시면 효과가 크다.

입덧

- 연근을 강판에 갈아 즙을 내어 반 컵씩 마신다.
- 연밥 6개를 볶아 분말을 만들어 따뜻한 물에 타서 마신다.
- 토란은 알카리성 식품으로 뱃속의 열을 내려 구토와 복통 입덧에 효과적이다.
- 생토란 2개를 씹어 먹든지 달여서 그 물을 마신다.

주근깨, 기미

- 율무차 40~50g으로 달인 율무차와 율무 경단, 율무죽을 매일 먹는다.
- 달걀 흰자에 율무 가루를 섞어 팩을 한 다음 다시 오이즙을 바른다.
- 비파잎을 갈아서 밀가루와 섞어 팩을 한다.
- 비파잎 달인 물로 세안한다.

비듬

- 머리를 감은 다음 물에 1/10쯤 식초를 타서 머리를 마사지한다.
- 우엉잎을 갈아서 만든 즙을 짜서 머리 마사지하고 다음날 아침에 씻는다.

탈모

- 참깨를 갈아서 소주와 섞은 후 머릿속 피부를 마사지한다.
- 밥에 검은깨를 뿌려서 먹든지 깨죽을 끓여 먹는다.
- 생강을 적당한 크기로 썰어서 탈모 부위에 마사지한다.

흰머리

- 솔잎을 갈아서 즙을 만들어 머릿속 피부에 마사지 한다.
- 죽염을 물에 타서 아침마다 머리를 감고 가볍게 헹군다.

타박상

- 치자나무 열매 분말과 메밀 가루를 차숟갈 2술을 달걀 흰자 1개로 개어 천에 펴서 환부에 붙인다.
- 토란 껍질을 까서 갈아 같은 양의 밀가루를 넣고 잘 갠다. 이것을 천에 펴서 환부에 바른다. 천이 마르면 갈아준다.
- 딱총나무 생잎을 갈아 으깨 천에 펴서 환부에 바른다. 나뭇가지와 잎을 목욕물에 넣어 약탕을 만들어 목욕을 하면 효과를 본다.

식은 땀

- 참마 생것을 갈아 먹거나 장방형으로 잘라 매일 먹으면 좋다.
- 굴, 조개로 여러 가지 요리를 만들어 먹으면 좋다.
- 현미를 볶은 다음 3배 가량의 물을 부어 반량이 되게 끓여 스프를 만든다. 소금으로 간을 하여 스프를 먹고 남은 현미도 먹도록 한다.

방중술(房中術)과 양생법(養生法)

● 방중술은 심신 성의학

인간의 건강과 연명 장수, 쾌락을 동시에 만족시키는 방중술이란 구체적으로 어디에 역점을 두고 있는 것인가?

그 근본사상은 동양 고대의 태식(紿息) 호흡법이나 도인(道人)의 유연체조 등에서 섭생술을 도입, 음식물과 보약에 의한 평상시의 건강관리와 체력단련을 거듭하여 성능력에 향상하였다.

교접에는 상관하나 쏟지 않는다는 법도를 행하여 여성의 정기를 흡수하는 환정(還精術)을 체득하면 그 결과 원기가 왕성해지고 젊어질 수 있다는 것이다.

방중술에 의한 불로장생법은, 예를 들면 전한(前漢)의 대 유학자로 기원전 136년에 유교를 국교의 지위로까지 높인 동중서(董仲舒)는 연령별 성교 횟수에 대하여 당당히 자신의 학설을 발표하고 있다.

또한 후한의 대 학자 반고(集固)는 그의 저서인 정사(正史)를 한서(漢書)의 예문지(藝文志)에 방중술의 서책을 소개하고 적당히 즐기면 섹스는 건강에 좋다는 설명을 첨가했으며, 그 위에 춘화(春畵)의 기원까지 논하고 있다.

고대 중국의 성의학 철학은 인류의 생명에 근원이 된 것이다.

방중술이 불로장생의 법을 연구하는 학문으로 훌륭하게 인정되어 있었기 때문이다.

성은 자연섭리에 따르는 원리를 견지, 자연운행에 따르는 생활의 리듬, 육체의 리듬을 존중하는 마음가짐이 소중하다는 것을 가르친다.

그러나 성은 음식과 마찬가지로 인간의 대욕(大慾)이며 향락인 이상 적극적으로 상대를 즐겁게 하는 기술을 알고 있지 않으면 안되는 것이다. 성은 안이한 오락이 아니다.

성은 인간의 존재이며 생명인 것이다. 그러므로 일상생활에 정신을 안정시키고 성기관을 귀중하게 단련시켜주는 생활적 습관으로 여겨야 하며, 그것이 남녀 교합의 절도라고 동양의학은 강조하고 있다.

동양에서 인도(人道)라 하는 것은 남녀 교접의 성도(性道)를 의미한다.

성(性)을 단순한 쾌락으로 여기는 것은 잘못된 것이다.

남녀의 진정한 애욕(愛慾)의 성생활을 추구하는 길이 올바른 동양 의학의 사상인 것이다.

만약 그렇지 않은 성은 쇠약해지고 몸은 망가진다는 것이다. 그러므로 강건하고, 연명 장수와 쾌락의 방중술을 실현시키고자 하는데 이 글의 목적이 있다.

남녀가 성교를 하기 전에 목욕을 하고, 마음을 가라앉히고, 서로를 아껴주는 대화를 하고, 즐겁게 화목한 분위기가 조성되어야 한다. 그리고 성급한 성애(性愛)는 피하는 것이 좋다.

속담에 '쉬 더운 방은 빨리 식는다'라는 말이 있다. 음식도 급히 먹으면 채하는 경우가 있듯이 남녀의 교접은 순리의 원칙에서 차분한 동작과 상대방을 귀히 여기는 마음가짐을 갖고 행동으로 들어가면 화합의 길이 될 것이다.

● 방중술의 행위

- 남성은 정액을 귀중하게 여겨야 한다.

  피스톤 운동에서 아홉 번은 얕게 한번은 깊게 삽입을 해주고 정액이 방출되려고 할 때는 여성을 껴안고 음경을 질속에 깊숙이 넣고, 호흡을 멈추고 입을 꽉 다물어야 한다.

  여성의 정기를 흡수하려면, 여성의 입에 키스를 하면서 기를 토한 후에 여성의 기를 입으로 흡수해서 들어온 기를 마심으로서 정기를 취하면 교접의 수명을 보존할 수 있다.

- 남성이 사정하려고 할 때는 잠시 호흡을 멈추고 동시에 배를 수축시켜서 여성의 기를 빨아들이게 되고, 이것을 반복하면 시력이 밝아진다.
- 사정하려고 하는 순간 숨을 크게 들여 마시고 입을 다물면서 숨을 멈춘다. 이때 뱃쪽의 근육을 강하게 수축시킴과 동시에 항문을

힘있게 오므려서 수축시키면 사정을 멈출 수가 있다.

이것이 통달되면 귀가 밝아지고 늙어서도 청력이 좋아진다.

호흡법 원리의 비법

중국의 호흡법은 토고납신(吐故納新)이라고 더럽혀진 숨은 토해 내고 신선한 공기(산소)는 코로 충분히 들여 마시는 방법이다.

복압호흡법(服壓呼吸法)에 식이요법(食餌療法)을 병용하여 지금도 노쇠방지, 고협압, 변비 등을 치료법으로 행하고 있다.

- 기공요법(氣功療法)과 호흡정좌법(呼吸靜座法)은 노이로제, 위장염, 폐결핵 등에 효과가 있다.

  원시적인 생활을 하고 있는 소수민족들은 교접 후에 마늘이나 생강즙을 과실주에 섞어서 먹고 몸을 비트는 운동을 하는데 비록 원시적이지만 피로를 푸는 지혜가 있는 것이다.

- 태극권(太極拳)이란 강건법은 태식(胎食 · 胎息)과 도인(導引)에 바탕을 둔 화타(華陀)의 오금(五禽) 희(戱)에서 기본이 된 것이다.

  정신통일을 하고 집중력을 배양하고 의식적으로 동작을 지배하는 것으로 하여 심도를 증가시키는 것이며 태극권의 유연한 체조는 질병의 예방, 고혈압, 스트레스, 위궤양, 심장병 등과 신경계, 심장순환계 호흡기계, 소화기계, 신진대사에 효과가 있음이 입증되고 있다.

- 태극권은 평소 움직이지 않는 근육을 움직여서 전신의 혈액순환

을 원활하게 하고, 그 원리와 침구(針灸)의 경락을 응용한 가전(家傳)의 의료체조가 있다.

양손 둘째 손가락으로 코의 경사면을 상하로 문지르고, 귓불을 가운데 손가락과 둘째 손가락으로 집듯이 해서 매일 30회 가량 계속하게 되면 30년간 감기에 걸리지 않는다는 것이 입증되었다.

코와 귀에는 침구의 경락이 무수히 모여 있기 때문에 이 경혈에 자극을 주면 내장까지 강해진다고 하는 일석이조(一石二鳥)의 효과를 얻을 수 있다.

- 태극권의 강건법도 원리는 방중술과 마찬가지이다.

단전(丹田)에 힘을 넣는다는 것은 태극권경(太極拳經)에 의하면 이것은 비법의 하나로 단전이라는 침구술 경락의 명칭이다. 단전은 세 곳에 있는데 머리 위(대뇌) · 횡경막 · 배꼽 밑에 있다. 여기서는 배꼽 밑의 단전을 가리킨다.

이곳은 전신에서 가장 중요한 곳이며 심호흡으로 여기에 기(氣)를 넣으면 장수할 수 있고 정신이 안정된다.

이것은 방중술의 비결이기도 하며, 섹스의 지속력을 높이는 호흡법이며 교접을 하더라도 사정(射精)하지 않는 비결이기도 하다.

양생술에 태식(胎息) 호흡조절법, 즉 어머니 태내에서의 똑같은 상태가 된다고 하는 뜻으로 연기라고도 한다.

장자(莊子)가 말하기를 진인(眞人)의 호흡은 발바닥으로 하는 것처럼 깊고 범인(凡人)의 호흡은 단지 목구멍 끝에서 하는 것처럼 낮다라는 구절이 있다.

숨을 깊이 들여 마신 뒤 오래 견딜 수 있는 것은 몸이 쉽게 피로해지지 않는 방법이 되며, 마라톤 선수는 이 방법을 사용한다고 한다.

● 태식법으로 회춘하는 방법

포박자(抱朴子)의 저자인 동진(東晋)의 갈홍(葛洪) : 281~ 341년)에 의하면 태식법이란 코와 입으로 호흡을 하는 것이 아니라 마치 어머니의 태내에 있을 때와 같은 상태가 되는 것을 말한다.

이렇게 되기까지에는 많은 연습이 필요하다.

초심자는 먼저 코로 숨을 들이쉰 다음, 마음속으로 120까지 세고 나서 조금씩 숨을 내뱉는 숨을 들이마시는 숨보다 적게 하여 기(氣)의 축적에 전념하도록 하는 것이다.

이러한 연습을 반복하면 나중에는 천까지 셀 수가 있게 되는데, 이 정도에 이르면 노인이라도 다시 회춘할 수 있다.

내뱉는 숨을 작게 하면 생명의 에너지인 기(氣)를 출입시키고 있는데 기를 축적할 때 가장 유리한 원리에 바탕을 두어 호흡의 횟수를 줄이는 양생술의 양생법이 되는 것이다.

비법 설명

- 이것을 방중술에 응용하여 사정(射精)을 억제하고 여성의 정기를 흡수 에너지를 축적하는 것이 환정(還情)의 법이다. 또한 장수의 비결도 된다. 여성의 경우는 반대로 남성의 사정(射精)을 흡수하여 에너지를 축적하는 것이 환정의 법이며 장수할 수 있다.

- 청나라 시대의 문학 육포단(肉蒲團)에 등장하는 고선랑(顧仙娘) 기녀(奇女)가 남성에게 흡정(吸精)시키는 비법은 남성이 사정하려고 하는 순간에 남성의 귀두(龜頭)를 화심(花心)의 입구에 대기만 하고 움직이지 않게 한다.
  그리하여 화심 입구의 작은 구멍을 귀두의 작은 구멍과 꼭 맞게 하고 흡정법(吸精法)으로 자신의 정기를 흡수하게 한다. 흡수된 정기는 미려(尾閭)로부터 훨씬 위쪽으로 올라가 단전으로 들어간다. 이 효력은 인삼이나 부자 따위와는 비교도 할 수 없을 만큼 불로장생의 으뜸이 된다.
- 양기(무감각적인 기가 느껴지게 된 것이 양기이다)를 단전(배꼽 밑 3치, 회음(會陰 : 국부와 항문 사이),미려(尾閭 : 척추끝), 니환(泥丸 : 대뇌), 단중(膻中) 젖 사이), 협척(夾脊 : 척추골의 한가운데), 옥침(玉枕 : 후두부 하부)의 순서로 운행되는 전 과정을 주천(周天)이라 하는데 2~3년의 수행이 필요하다.
  수행을 쌓은 사람은 여성의 오르가즘을 맞추어 소주천을 행할 수 있는데 이 술법에 걸리게 된 여성은 격렬한 쾌감 때문에 평생 떨어지지 않는다.

● 척추운동 정력 증강법

척추신경은 인체의 가장 중요한 곳이다. 집으로 친다면 대들보 격인 것이다. 탄탄한 집은 대들보가 집의 모든 중압을 버텨주기 때문이다. 성생활에서 중요한 곳도 척추와 척추신경이 조화를 이루어야 된다. 척추운동은 때와 장소를 가리지 않고 간단히 할 수 있는 것이지만 사회생활인들의 일상업무가 있으므로 집에서 쉬는 날이나, 매일 아침 기상시간에 운동을 하는 것이 좋다.

남성이 척추를 다쳤다면 그것으로 성(性)생활, 즉 부부의 사랑은 끝장나 버린 것으로 간주해야 한다.

- 먼저 아침시간에 침대 위나 바닥에 똑바로 누운 상태에서, 벼개를 치우고 심호흡을 크게 하며 두 다리와 두 팔을 어깨 뒤로 젖히고 기지개를 킨다.

  그 다음 허리 부분을 위로 올렸다 내렸다 하여 연속동작을 한다.

  양 발과 두 팔을 큰 대자(大字)로 벌려서 허리와 몸통을 좌우로 돌려서 허리를 유연하게 움직인다.

  그런 뒤 상체와 하체를 반대방향으로 돌려서 척추비틀기를 한다.

  이렇게 하면 기분도 상쾌해지고 머리가 밝아짐을 느낄 수 있다.

- 다음은 일어선 자세에서 양 팔을 앞으로 뻗어서 몸통을 좌우로 돌린다. 이때는 양 발을 벌려주는 것도 좋다.

  그리고 두 다리를 모아서 두 팔을 발등에 닿도록 허리를 구부리고 이어서 등 뒤쪽으로 최대한 넘기는 동작을 수십 회씩 하면 척추신경이 활성화가 되어 정력증강에 효과가 있다.

  또 목운동도 상하좌우로 돌려주면 곧바로 척추신경과 직결되어 척추신경과 근육을 활성화시켜준다.

  정력 증강에 크게 효과가 나타나므로 매일 이 운동을 생활화해야 될 것이다.

성기능 강화 비법

인체의 등쪽에는 신유(腎俞)라는 생명의 근원이 되는 혈도(血道)가 있다. 또한 척추 주변에는 성감에 중요한 신경이 많이 있다.

겨울철이나 추운 날씨에는 이 부분이 혈액순환이 좋지 않아서 사람의 반응이 둔해진다.

남성의 음경은 발기력과 사정(射精)이 저하되므로 이 부위를 따뜻하게 보호해야 혈액순환이 원활해진다. 머리는 차게 하고 발은 따뜻하게 해주는 대신 너무 뜨겁게 하면 온도가 올라가서 고환의 능력을 떨어뜨릴 뿐 아니라 성기의 발기력에 지장을 주게 됨을 주의하도록 해야 할 것이다.

아침에 음경이 발기하는 것은 건강한 남성이다. 호르몬 분비기능이 정상적으로 왕성함을 증명하는 것이며, 성교에도 원활한 관계가 됨은 말할 나위가 없지만 몇 가지 주의 사항을 명심해야 할 것이다.

비법 처방법

- 밀착성이 강한 삼각팬티를 삼가해야 할 것이다.

  항시 삼각팬티를 착용하는 현대의 남성들은 음경 발기력에 저해를 받을 것이며, 또한 고환에서 호르몬과 정자를 생산하는데 지장을 초래한다.

  그러므로 되도록이면 사각팬티를 착용할 것을 권한다.

- 속옷(팬티)을 벗고 잠을 잔다면 최상으로 음경과 고환을 위하는

것이 된다. 무거운 이불을 덮는 것은 고환에 나쁜 결과가 된다. 잠이 든 후에 척수에 반사기능이 떨어지므로 고환의 온도 조절기능도 잘 되지 않으므로 이불을 덮고 삼각팬티까지 입고 잔다면 고환에 땀이 생기고 통풍이 안 되기 때문에 고환을 식혀주는 냉각효과를 줘야 하므로 알몸으로 잠을 자면 고환이 외부의 물체와 접촉이 되도록 하는 것이, 결국은 성기능을 강화하게 하는 것이다.

● 남성음경 발기 자극법

세간에는 이런 말이 있다. '아침에 발기가 되지 않는 친구에게는 돈도 꾸어주지 말라'란 말이 새삼 떠오른다.

그 말은 남자로서의 인생은 종쳤다는 얘기가 되는 것이다.

남자의 생명력은 남성(男性)이 그 만큼 인생을 좌우한다는 뜻이다. 물론 새벽이 되면 아침 발기는 음경이 이유없이 발기되는 것이 정상적인 남성의 경우다.

특히 젊었을 때는 아침 발기가 왕성해진다. 그것은 아침 시간에 인체 호르몬의 분비가 비교적 왕성한 시간이며 또 방광에 소변이(오줌) 가득 쌓여서 방광이 팽창해져서 전립선을 자극하기 때문인 것이다.

어떤 남성은 자랑이 이만저만이 아니다. 한되 들이 주전자에 물을 담은 것을 자신의 음경에 걸어 놓아도 끄떡없다느니, 저울추를 걸고 방 안을 걸어 다녔더니 부인이 눈이 휘둥그래져서 탄복을 했다던가, 발기된 것으로 문창호지를 뚫었다고 자신만만한 자태를 자랑하고 있다.

그 만큼 인생은 식욕도 중요하지만 성욕도 생(生)의 존재인 것이다. 마누라 밥은 굶겨도 성(性)은 굶길 수가 없다는 웃지 못 할 얘기를 들어본 사람이 적지 않을 것이다.

자극 방법

- 하반신의 자극법이 중요하다.

  아침 발기가 되어 화장실에 가면 발기된 음경을 손가락으로 지긋이 끝부분을 누르면 음경이 자극을 받아서 더 팽창된다.

  항문을 바싹 오므려서 힘을 주어 수축시키고 음경을 위쪽으로 바짝 세우면 더욱 발기가 된다. 이러한 방법을 계속하면 음경이 자극을 받아서 강성해진다.

- 음경이 이와 같이 팽창하는 것은 음경 상부 부위에 분포되어 있는 인대가 역량을 발휘하기 때문이다.

  소변을 배설하지 말고 버티기 힘들 때까지 음경을 계속적으로 눌러서 부드럽게 강하게 자극을 주면서 항문 수축 운동을 백번씩 하며 서 있는 자세에서 발가락에 힘을 주고 뒤꿈치를 들어올리는 운동을 지속하면 음경 발기력이 증강되어 성교시에는 음경이 자유자재로 여성의 질구를 자극함으로 흥분되어 쾌감을 주는 성(性)의 역사를 창조할 것이다.

● 정욕을 절제하는 비법

왕성한 성욕에 섹스를 절제하지 못하고 욕망과 쾌락의 도가니에 치마만 두루면 여자로 보고 과잉 섹스를 멈출 줄 모르면 결국에는 몸을 망가뜨리게 된다.

그러나 성교로 인하여 병든 것은 성교를 이용해서 치료하는 법이 있다. 이열치열이란 말이 있는 것 같이 슬기로운 지혜가 활용되어야 한다.

비법 처방법

- 성교시 여자 위에서 머리를 밑으로 숙이려 하는 것은 삼가해야 된다.
  혈액 순환이 원활하지 못하게 되고, 그 원인으로 머리가 어지럽고 목덜미가 뻣뻣해지고 양쪽 어깨와 척추 즉 요추가 땡기고 아파진다. 이런 경우엔 머리를 상대의 얼굴이나 뺨에 밀착시켜서 성교를 해야 된다.
- 식사 후에 바로 성교를 하면 소화가 안 되고 또 음식을 많이 먹고 행하면 병을 얻게 될 수가 있다.
  그러므로 소화가 된 후 심신을 편안하게 한 후 교접을 해야만 쾌감을 느끼고 서로 화합이 된다.
- 자신이 강한 남성이라고 정력을 쏟아서 교접을 할 때 흥분된 여성이 남성의 허리를 바짝 꺾고 쾌락에 몸부림치는 것은 대단히 위험한 일이나 여성에게 꺾인 척추는 선추부분이 되므로, 허리가 땡

기고 구부정하게 되어 보행을 할 때는 좌골신경통이 생긴다.

이런 점을 유념해야 한다.

● 조루증

성교시 남성의 음경이 여성의 질에 삽입하면 발기되었던 음경이 2, 3분 사이에 고개를 숙이는 경우가 바로 조루증이다.

또한 질속의 감촉에 음경이 여성의 만족감을 주지 못하고 금방 사정해 버리고 오그라드는 경우 여성은 대단한 스트레스를 받게 된다.

조루가 있는 남자는 커피에 소금을 타서 마신다. 절대로 설탕을 타서는 안 된다. 당장은 효과가 나타나지 않더라도 커피를 마신 뒤 약 4~5시간 후에는 반드시 효과가 있다. 그 효력은 성 능력이 평소의 2배나 되고 조루를 방지시켜주기 때문이다.

그러나 매일 마시지는 말라. 매일 마시면 신경계통에 이상 장애를 일으키게 되고 손실을 가져온다.

소금을 탄 커피를 긴급 응급조치 요령의 묘방으로 생각하라.

부작용이 따르는 것을 생각해 둬야 한다.

처방법

- 목욕시 수건으로 성기를 단련시킨다.

조루증은 여성의 질 속으로 삽입시 질의 부드럽고 끈끈한 감촉에 못 이겨 금방 사정하고 이내 성기는 번데기처럼 오그라져서 여성이 한참 클라이막스에 오르는 순간 일이 끝나 버리니 자연 부부의 성생활은 화목하지 못하다. 그 원인은 남성의 정신적 스트레스가 계속 겹치게 되기 때문이다.

오늘밤도 아내와 잠자리에서 지난 번처럼 금방 사정하겠지 하는 심리가 유발되므로 남성의 체면을 구기게 되고 자존심까지 굽히는 셈이다. 아내는 오늘밤 또 문전만 더럽히는구나 하는 정신적 스트레스가 쌓이기 때문에 생활에 중요한 가정이지만 성(性)에는 굶주리게 된다.

남자는 이 문제를 간단히 해결하는 방법이 있다. 목욕시 거친 때수건으로 성기를 문질러준다. 물론 비누칠을 해서 상하좌우로 문지르면 여자의 질 속에 넣고 하체운동하는 것과 별다를 것이 없으며 자기 스스로가 손질을 하기 때문에 정신적 부담을 덜게 되고 이 방법을 계속하면 성기의 혈액 순환이 윤활해지므로 성기도 크게 팽창하고 말초 세포가 확장되므로 조루를 방지하게 된다.

단, 때수건으로 성기를 마구 문지르면 허물이 벗겨져서 피부에 상처가 생기고 오랜 기간(약 20일) 동안 딱지가 지므로 서서히 부드럽게 매일 문질러주면 3~4개월이면 자신도 모르게 만족한 자신을 갖게 된다.

- 뜨거운 모래찜질을 한다.

역시 조루증은 여름 바닷가의 뜨거운 모래가 으뜸이다.

아무도 없는 곳에서 성기를 펄펄 끓는 모래 속에 넣고 피스톤 운동을 한다.

여름 휴가기간에 쉬지 않고 이 작업을 하게 되면 성기는 단련되고 여성의 질 속에서 감각이 예민해지지 않기 때문에 원하는 시간까지 여성을 만족시키게 된다.

처음엔 성기의 표피에 굳은 살이 베기고 피부의 허물이 여러번 벗겨진다. 해마다 이런 작업을 하면 무서운 밤은 사라지고 여성을 위하고 남성 자신은 쾌락을 즐기게 된다.

● **발기 불능**

현대 사회가 지니고 있는 성(性) 구성요소 속에 포함된 정보가 너무 많아 보잘것없는 성 지식의 남용으로 스트레스까지 겹쳐 심리적인 발기 불능을 유발하고 있다. 공해오염으로 호흡기 질환 요소가 급증하여 자신도 모르게 성적 감정을 잃어버리는 경우가 허다하다.

처방에 좋은 식품은 다음과 같다.

참깨, 대추씨, 마늘, 로얄제리, 샐러리, 구기자

처방법

- 대추씨 1~2알을 씹어 먹으면 효과가 좋다.
- 구기자잎을 생식하거나 응달에 말려 홍차처럼 달여서 구기자 차를 만들어 장기 복용하면 특효가 있다.
- 구기자 열매 생것을 찧어서 소주와 흑설탕을 약간 넣어 밀폐하여 냉암소에 2~3주일 두었다가 매일 소주잔으로 1~2잔씩 마시면

특효가 있다.

- 마늘 200그램, 소주 1되, 설탕 200그램을 넣고 밀폐해서 3~4개월 두면 마늘주가 된다. 잠들기 전 매일 소주잔으로 1~2잔씩 마시면 특효가 있다.
- 참깨를 볶거나 생것을 가루를 내어 1일 1~2회에 한 컵씩 장기 복용하면 효과가 있다.
- 침실에 들기 전에 로얄제리를 따끈한 물로 1숟갈씩 복용하면 매우 효과가 좋다.
- 샐러리 1~2 줄기의 잎을 믹서에 갈아서 계란노른자 위에 포도주를 약간 넣어 샐러리 갈아놓은 것과 합하고 꿀이나 설탕을 가미하여 취침 1시간 전에 한 잔씩 마신다. 일상식에 샐러리 나물을 만들어 먹는 것도 좋다.

● 성교 불능

젊은 남성들에게 성교불능증은 큰 고민이다. 불감증과 성욕 감퇴의 원인은 음식물의 섭취하는 수분이 체내의 순환이 순조롭지 못하기 때문에 체내에 남은 것들이 운동부족으로 신진대사가 원활하지 못해서 생기는 것이다.

마늘과 생강을 복용하면 이 문제를 해결할 수 있다.

처방법

- 마늘과 생강 약 40그램을 볶는다(생강 큰 것은 마늘쪽 크기와 같

게 썰어야 한다). 약 7일~10일을 복용하면 큰 효과를 거둘 수 있다. 단, 감기중이거나 위궤양이 있는 경우는 마늘을 삼가야 한다. 잘못하면 병세가 악화되거나 심해질 수가 있기 때문이다.

●음경 활력의 저하

몸이 무겁고 피로감을 억제할 수가 없는 경우가 있다.

그것은 지난밤 부부간의 사랑을 한 후에 잠을 잘 잤어도 다음 날 일어나서 느끼는 것은 척추반사 기능이 피곤했던 이유 때문이다. 이럴 때는 누워서 손발운동을 하고 욕조에 몸을 담그면 뜨거운 물의 자극으로 혈액 순환이 되어 피로가 풀리고 정서적으로도 상쾌해진다.

처방법

- 목욕을 하여서 신진대사를 활성화하려면 욕조의 물이 너무 뜨거워서도 안 된다. 섭씨 38~39도를 유지한다.
- 물 속에서 어깨, 손, 발, 머리를 안마한다.
- 목욕이 끝난 후에는 척추운동(비틀기)을 하고 무릅을 선 채로 15도 구부려서 걷는 연습을 하는데 양 팔은 앞으로 45도로 내밀어야 한다.

이런 방법을 사용하면 정신이 밝아지고 피로감은 사라지고 성기는, 음경이 활력소를 찾게 된다.

● **건강 · 장수 · 회춘**

음양곽(淫羊藿) 삼지구엽초(三枝九葉草)의 유래는 이러하다.

중국 사천성에서 양을 방목하는 70세의 노인이 있었는데 숫양 한 마리가 백 마리의 암양을 상대하면서도 항상 원기왕성하여 신기한 마음으로 양을 따라가 보니 이상한 풀을 먹고 있었다.

이 노인도 양이 먹는 풀을 먹었다. 이 풀을 먹은 후부터 젊은이 못지 않은 정력이 솟구쳐 칠순이 넘는 나이에도 새 장가를 들어 아들까지 낳았다고 한다. 이때부터 양이 먹는 신기한 약초라 하여 음약곽(삼지구엽초 : 가지가 세 가지에 잎이 아홉개)이라 하였다.

우리나라에는 철원지방, 완도 약산면, 설악산, 지리산, 태백산 등지에 서식하고 있다.

또한 중국의 진시황이 이 풀을 먹고 정력을 유지했다고 한다.

정력에 탁월한 효력이 있다 하여 이조 왕가의 궁중과 고관들이 정력과 회춘의 비방으로 사용하였으며 일부 서민층에서도 은밀히 사용되어 왔다.

그 효능은 많은 문헌과 사용해 본 사람들이 입증하고 있다.

- 정력을 해결해 준다. 음약곽을 1개월만 복용하면 확실히 달라진다.
- 양기부족, 조루증, 낭습, 혈액 순환, 신경쇠약, 자궁냉감, 월경장애, 혈압, 당뇨, 기억력 증진, 냉 · 풍 · 로 · 기(冷 · 風 · 勞 · 氣), 즉 냉, 중풍, 피로, 원기와 허리 아픈데, 노망, 건망증, 근골 신체 전반부를 튼튼히 해준다.

만드는 법

- 1되(2ℓ) 주전자에 물을 붓기 전에 약재(삼지구엽초)부터 넣고 음약곽 500g, 구기자 1스푼, 감초 5~7개 및 영지 1쪽, 대추 1홉을 넣고 물이 끓으면 넘치지 않도록 적당히 물을 주전자에 8~9할 정도 보충하고 물이 끓으면 약하게 불을 줄여서 1시간쯤 달이고 달인 물은 식은 뒤에 냉장고에 보관하여 마신다. 주전자에 남은 약재는 재탕을 해서 먹는다.

● 강장강정의 정력제-잉어

잉어는 어류 중에서 강정강장(强精强壯) 효과가 가장 좋아서 예부터 선조들이 가장 으뜸으로 꼽았던 정력제로 삼았다.

몸이 약하고 허한 사람에게 잉어를 먹이면 강장(强壯)해지며 여성이 출산하면 보신제로 끓여서 국물을 먹었다. 또 젖이 부족한 여성에게 먹이면 젖이 증가하고, 늙은 노인이 잉어탕을 먹었더니 젊은 아내가 아기를 낳았다고 전해 내려왔으니 잉어탕의 효과가 절묘했음을 설명하고 있다.

만드는 법

- 가마솥이나 큰 양동이(뚜껑이 있는 것)에 물을 9할쯤 채우고 산 잉어를 통채로 넣고 뚜껑을 닫고 불을 지핀다. 단, 잉어의 쓸개는 쓰지만 약효가 있으므로 그냥 두는 것이 좋다.
- 붉은 콩 한 공기, 찹쌀 한 공기, 술(소주 1병), 생강 한 통을 부셔

서 넣고 약한 불(연탄불이면 더욱 좋음)에 끓이면(약 8시간) 물은 3분의 1쯤 남게 되고 국물이 우유처럼 뽀얗게 된다. 잉어비늘과 뼈는 모두 녹아서 흔적도 없는 최상의 강장강정의 보약이다.

● 최상의 정력제 뱀장어

뱀장어는 뱀장어과에 속하는 바닷물 고기이며, 주로 열대지방에 여러 종류가 분포되어 있다.

우리나라에서는 두 가지 종류가 있는데 전남지방의 장어(長魚)라고 불리는 것으로 양식하는 뱀장어이다. 다른 하나는 제주도에 서식하는 무대장어로 천연기념물로 지정되어 있다.

뱀장어의 주요 성분은 단백질 · 지방 · 칼슘 · 회분 · 인 · 비타민A · B1 · B2 · 나이아신 등이 함유되어 있으며, 요리로는 뱀장어탕 · 뱀장어회 · 뱀장어구이 등이 있다.

만드는 법

- 뱀장어는 비타민A가 소고기의 200배 이상이 들어있다. 옛부터 정력 식품으로 알려져 있다.
- 특히 구워서 먹으면 정력제로 일품이다. 양념으로는 고추장 구이, 간장구이가 좋다.
- 뱀장어회 · 뱀장어탕이 있다. 뱀장어탕은 약탕기에 넣고 고아서 먹으면 정력 · 양기 부족에 최상이고 어린이의 야뇨증 치료에도 이용한다.

- 살아있는 뱀장어의 쓸개를 주사기로 뽑아서 소주 1병에 넣어서 마시면 정력제 역할을 한다.

●성욕의 활력소 추어탕

미꾸라지는 진흙 속에서 서식하는 강장활력소의 성분을 갖고 있다. 몸이 피로하고 업무에 시달린 남성들에게는 영양탕(보신탕)보다 좋은 칼로리의 영양식이 되고 정력제가 된다.

추어탕을 복용하면 정신이 밝고 활기찬 생활을 할 수 있다.

만드는 법

- 미꾸라지 진흙을 토해 내도록 기름을 몇 방울 첨가하면 곧 진흙이 제거되며 베주머니에 넣고 박박 문지르면 미꾸라지 냄새가 없어진다.
  물에 깨끗이 씻고 창자 속의 진흙도 제거하고 토막을 낸다. 이때 뼈가 부서지지 않게 주의해야 한다.
  솥에 기름을 붓고 약한 불로 미꾸라지를 천천히 볶는다.
  물을 솥에 채우고 술을 한 잔 정도 넣고 끓이고 솥의 물이 우유색으로 뽀얗게 끓인 뒤 갖은 양념을 첨가하고 간을 마치면 이것이 바로 추어탕이다.
  식욕부진은 물론 얼굴 혈색이 안 좋은 사람, 정력이 쇠약한 사람들은 계속 추어탕을 복용하면 성(性)생활에 윤택함을 보유하게 된다.

● **불로장수하는 강장식**

불로장수하는 강건법에 벽곡(辟穀)과 복식이란 것이 있는데 벽곡이란 곡식을 피하여 먹지 않는다는 것이다.

복식은 구기자 같은 약물을 복용하는 강건법이다. 명의 화타(華佗)는 여엽청첩산이라는 옻나무 잎을 썬 것 한 말에 대해 청첩(請牒) 14냥의 비율로 섞은 약을 복용하면 백준(白浚)이 되지 않는 효능이 있다고 한다.

※ 마늘과 콩을 함께 찐 것도 불로강장식이라고 한다.

마늘 조각을 하나하나 따로 떼어 껍질을 벗긴 다음 물에 담가 약한 불로 삶아 물 부었을 때 마늘 반 정도 분량의 꿀을 넣고 휘저어가면서 삶으면 하얀 크림 같은 것이 된다. 이것도 강장식이다.

※ 깨와 쌀로 꿀을 가미한 음료를 마시면 60세가 되어도 피부가 유연하게 되고 장수한다.

중국 의학은 오행 자연의 이치에 따라 오미(五味), 즉 단 것 · 짠 것 · 매운 것 · 쓴 것 · 신 것을 먹어야 하나 적당히 먹어야 한다.

성행위의 체위에 있어 여성이 상위에서 행해지는 것을 도압연화(倒押蓮花)라 하여 연꽃을 거꾸로 꽂은 것처럼 남자가 눕는 것으로 표현한다. 중국에서는 연밥을 연자(蓮子)라고 쓴다.

연자는 제1급의 강정강장약이고 불로식이기도 하다.

● 최강의 정력제 해구신과 합개

옛날부터 동물의 좋다는 것은 영양제나 강장정력제로 많이 애용했고 특히, 동물이 성기는 발기불능, 조루를 고치는데 많이 쓰였다. 한방에서는 해구신, 물개의 성기인 음경과 고환을 약재로 쓰이고 있다.

또한 합개는 도마뱀 종류의 일종으로 합은 숫컷 · 개는 암컷인데 합개는 정력이 왕성한 동물로써 교미기간은 한 번에 여러 날을 계속하여 발기부전의 치료약으로 최상이다.

보신탕 집에서 남성들이 개의 신(성기)을 찾는 것도 이러한 정력제로 여기고 있기 때문이다.

정력제 처방

- 해구신, 즉 물개의 성기(性器) 고환과 음경 말린 것은 조루증이나 발기불능 남성들에겐 최강의 정력제이다.

  한방 보약처방을 받고 보약에 해구신을 얇게 썰어서 탕기에 달여서 복용하면 정력이 솟아나고 방사(房事)에 쾌락하게 된다. 물개(해구) 숫컷 한 마리가 수백 마리의 암컷을 거느리고 교접을 해도 거뜬하게 견뎌내는 정력이 뛰어난 동물이다.
- 발기불능 치료에 합개가 효능이 있다고 최근의 학계에서 실험결과 보고서에 남성호르몬 작용을 한다고 입증되었다.

  합개는 옛부터 강정제를 만드는데 쓰였다.

  합(숫컷) · 개(암컷) 약 10그램에 물 500ml(큰 우유 팩의 절반 분량)을 붓고 반쯤되도록 달여서 세 번에 나누어 복용한다.

소주 1.8리터에 10쌍의 합개를 넣고 한 번에 5ml씩 하루 세 번 복용한다.

● 여자 11명을 거느리게 한 정력제

정력제 녹현(陽見)은 사슴의 음낭을 잘라내서 건조시킨 것으로 깍아서 술안주로 먹는다.

녹혈(鹿血)과 고기를 사용해서 섭취하면 11명의 처첩을 하룻밤에 함락시킬 수 있을 만큼의 정력이 생긴다.

중국 촉(蜀)나라의 태수는 '독계산'이란 약을 써서 회춘이 되어 70세가 넘어서도 아이를 셋이나 낳았다한다.

● 만병통치 장수의 선약 꿀

꿀은 꿀벌이 추운 겨울동안 먹으려고 저장해둔 먹이로서, 옛부터 만병통치 불로강정(不老强精)에 좋다고 하여 많은 사람들이 애용했었다. 장수주(長壽週)로 유명한 미국의 버몬트 지방은 꿀의 산지이다.

꿀은 벌이 꽃에서 따온 단물을 침을 분비해서 포도당과 과당으로 바꾸어 놓은 것이다.

효능

- 최고의 미용제이다. 꿀은 당질이 주성분이며, 회분, 판토텐산,

젖산, 사과산, 비타민B의 복합제인B1, B2, B3가 들어 있어 피부를 곱게 해주는 작용을 한다. 또 변비를 치료하고 주체, 딸꾹질, 심한 기침에 먹으면 효능이 있다. 아무튼 꿀은 최고의 피부미용제이다.

- 꿀은 심장병, 위궤양, 간장염, 신경통을 치료하고 고혈압을 예방하며 피로 회복을 시켜주는 만병통치의 효능을 지니고 있다. 특히 꿀은 노인이나 소화력이 약한 회복기의 환자에게 좋으며, 불로강장을 바라는 사람에게 권하는 최고의 식품이다.
- 신경질을 자주 내는 사람에게 식사할 때마다 꿀을 먹이면 곧 진정된다. 밤에 오줌을 싸는 어린이에게 먹이면 특효이고 불면증으로 고생하는 사람에게 적극 권장할 것을 추천한다. 불면증 환자의 안정된 수면을 돕기 때문이다.

● 피로를 풀어주는 강장강정제 : 마늘

피로가 현대인의 건강을 위협하는 원인이라 할 수 있다.

마늘은 만병의 근원인 피로예방에 으뜸이라고 학자들의 발표가 밝혀지면서 마늘의 위력을 나타냈다.

식생활에서도 마늘이 없어서는 안 될 필수적인 식품이다.

효능

- 마늘의 독특한 향은 유화 '알린'이 주성분으로 강력한 살균 작용과 체내의 신진대사를 활발하게 해주는 역할을 한다.

- 마늘은 조미료로 많이 쓰이고 마늘장아찌 · 마늘통조림 등 밑반찬으로 먹는다. 옛날부터 불가(절)에선 마늘을 먹으면 정력이 샘솟고 잡념이 많이 생겨 수도에 방해가 된다고 하여 스님들이나 불제자들에게 먹지 못하게 했다고 한다. 이처럼 마늘은 중추신경을 흥분시키고 내분비선의 기능을 왕성하게 해서 '스테미너'를 증진시키는 강정강장제로 쓰였다.

● 효과 높은 강정식품 : 굴

굴은 강정식품의 최고로 꼽힌다.

사람들은 굴이 강정 높은 영양제로 알고는 많이 애용한다.

특히 진주에서 서생하는 굴을 으뜸으로 치고 있다. 그러나 너무 많이 먹으면 설사를 하거나 소화불량에 걸리기도 한다.

굴의 애용법

- 10kg의 굴을 솥에 넣고 물의 양은 굴의 8할을 붓고 약한 불로 천천히 달여서 물이 2분의 1쯤 될 때면 풀처럼 된다. 굴 달인 것을 식혀서 냉장고에 보관해 두고 요리를 할 때 몇 방울 넣고 사용하면 영양가 높은 조미료로 사용하지만, 이것은 강정의 효과가 있고 풍부한 영양효과를 준다.

  김장 때나 김치 담글 때 굴을 넣고 담그면 신선도가 높다.

  어리굴젓으로 담그는데 배를 썰어 넣고 고춧가루와 버무리면 일품이다. 술안주로 전을 부쳐서도 먹는 강정식이요법이다.

● 정력이 왕성해지는 참새고기

참새고기는 강정식품으로 옛부터 사람들이 복용했다.

중국의 여황제 측천무후(則天武后)가 참새로 무후주(武后酒)를 담가 먹으면 늙지도 않고 70세가 넘어서도 총애하는 신하와 즐겼다는 것은 너무나도 유명한 이야기이다.

참새고기 조리법

- 부리 · 날개 · 깃털을 제거하고 깨끗하게 씻은 뒤 수분을 없앤 후 마늘 · 간장 · 후추가루를 뿌리고 술을 적당히 섞어서 기름에 볶는다. 잘 익은 후에 술안주로 하면 정력이 왕성해진다.

● 남성을 만족시키는 여인

중국의 의서에는 여성의 장단점을 분간할 때 옥문(玉門)과 겨드랑이 밑의 털을 상세하게 조사해서 부드럽고 윤기 있는 여성을 으뜸으로 쳤다. 또 황모(黃毛)나 적모(赤毛)는 남성의 몸을 손상시킨다고 해서 꺼렸다.

살결이 희고 통통하고 · 부드럽고 · 붉고 · 조이는 여성을 높이 쳤고, 허스키한 목소리를 높이 쳤다.

이런 조건을 구비한 여성을 상대하면 남성은 피로하지 않고 정기를 길러 수명을 연장시킬 수가 있다. 최고의 여성은 향기가 많이 남아 있는 14세 정도의 초조(初潮) 전의 여성이다.

인간을 강장하게 하고, 늙지 않게 하고, 교접에도 피로하지 않게 하는 것은 미각(味覺)보다 더 좋은 것이 없다.

미각 가루 150g, 팔각형 생부자 한 개를 섞어 큰 숟가락에 가득히 1일 2회 복용하면 대단한 효과가 있다.

또 미각을 불에 쪼여 누른빛이 나게 한 것을 복용해도 좋다.

● 측천무후의 정력제

중국 최초의 여왕 당(唐)나라의 측천무후(則天武后)는 70세가 넘어서도 사랑하는 신하를 곁에 두고 즐기던 정력이 절륜한 여성이었다.

무후는 총애해 온 신하와 지낼 때는 메추리술(酒)을 마시고 즐겼다고 하는데, 이것이 바로 무후주(武后酒)이다.

무후주는 메추리 한 마리 또는 참새 세 마리를 깃털과 머리와 내장을 제거한 것과 하수오(何首烏) 500그램, 녹용 10그램, 인삼 100그램을 함께 그릇에 담고 35도의 소주를 재료가 듬뿍 잠길 만큼 부어서 약한 불에 50분 정도 달인 것을 식힌 후 첫 별이 잘 드는 곳에 30분 정도 바람에 쏘였다가 다시 소주를 부어 이번에는 30분간 달이고 난 것을 완전히 식힌 후 그릇에 담고 벌꿀을 가한 후 밀폐시켜 어두운 곳에 3개월 정도 두면 익는다.

중국의 식이 장수법에도 이렇게 일상시에 복용하는 약용 음식물이 많다.

예를 들어 선도(善道)에서는 체력 강화의 식이법으로 봄에는 율무, 여름에는 녹두, 가을에는 연실(蓮實), 겨울에는 활화생(活花

生)을 각각 3개월씩 생식으로 한다.

최근 들어 율무는 암은 물론 기타 질병의 예방약으로 각광을 받는 식품이며, 암 예방약뿐 아니라 간장을 강화시키고 이뇨 건위·각기병·당뇨병에도 탁월한 효과를 나타낸다.

또한 피부 미용제이기도 하다.

율무 30그램·감초 4그램을 가해서 2공기의 물로 반 공기가 되도록 달여 아침식사 30분 전과 취침 30분 전에 복용한다.

이밖에 고대 중국 궁중 시의 후손인 채일번에 따르면 호도를 속껍질 채 공복에 먹는 것은 남자의 강장약으로 효과가 있다고 했다.

●불로장수 술

정월 초열흘 전에 녹두 한 말을 맷돌에 타서 껍질을 벗긴 다음 적당히 익을 만큼 쪄서 찹쌀 5되는 가루로 만들어 녹두 찐 것을 방아에 넣고 찧으면서 찹쌀가루를 켜켜로 넣어 한데 섞이면 누룩같이 만들어서 솔잎에 재워둔다. 일주일 후 뒤집어서 재어놓고 2주일 후엔 바람을 쐬여서 3주일쯤 지나서 말려둔다.

여름에 찹쌀을 깨끗이 씻어 담갔다가 지애밥을 쪄 내어 시루째 챗다리 위에 놓고 냉수 두 말쯤 끼얹고 더운 기운이 없도록 저어가며 씻는다. 앞서 만든 누룩을 가루로 만들어 2되쯤 넣어 빗되 물은 일체 넣지 말고 잘 버무려 넣어 단단하게 밀봉한 뒤 냉암소에 둔다.

3주일 뒤에 거두되, 누룩을 만들어 술 빚는 양은 다소는 마음대로 조절한다. 이 술의 이름을 '상천삼원춘'이라고 지었으니, 온갖 병을 물리치고 불로장수하는 술이라 한다.

이제까지 알려지지 않은 불로장수 술의 비밀 방법을 기술하고자 한다.

감국주

감국은 약이라 할 수 있으리 만큼 효과가 좋다.

또 그것으로 술을 빚어 오래 복용하면 쉬 늙지 않는다. 남양 양현에 감국주가 있었는데, 그 주위에 국화가 피어 물 속에 떨어져서 잠기는 까닭에 물맛이 무척 달았다 한다. 이 동네 사람들은 우물을 따로 파지 않고 그 물을 마셔 장수하지 않은 이가 없었다고 한다.

오래 산 사람은 백사오십 살까지도 살았다고 전한다.

석창포주

석창포 한 치가 아홉마디씩으로 되어 있는 것을 기름에 개어 백일동안 그늘에 말려서 가루로 만들어 복용하는 방법도 좋고 뿌리를 즙내어 찹쌀밥에 늘게 빻은 누룩으로 술을 빚어 복용하면 정신이 밝아지고 장수한다고 전해진다.

무술주

찹쌀 3되를 쪄 익히고 누렁 숫캐 한 마리를 껍질과 창자를 버리고 달여 복(伏)에 두드러지게 두드려 즙을 만들어 찹쌀 쪄 놓은 것과 함께 고루 섞고 거기에 흰 누룩 3냥을 넣는다.

3주 동안쯤 두어 익힌 다음 한 잔씩 마시면 술 한 병을 먹은 것보다 낫다. 이 술은 원기를 보양하여 주며 노인이 먹으면 불로장생한다.

복령주

복령을 두드려 오지그릇에 넣고 술을 부어 밀봉해 두었다가 후에 먹는데, 하루 3회씩 마시면 기갈을 풀어주고 병 없이 오래 살 수 있게 해준다.

구기자주

정월 보름 전 첫 호랑이날에 구기자 뿌리를 캐어 가늘게 잘라서 한 되쯤 되는 양을 그늘에 말린다. 2월 첫 토끼날에 맑은 술 한 말에 담갔다가 1주일 후 찌꺼기를 없애고 새벽에만 먹는다.

이 술을 마시면 늙지도 않고 죽지도 않는다는 참으로 이상한 술이다. 오래 두고 먹은 사람이 삼백 살 이상 살았으며, 얼굴색이 열입곱쯤 되어 보여 소년 같았다고 한다.

오가피주

오가피(땅두릅)가 물 오르려 하는 시기에 그늘에 말려서 칼로 잘게 썬다. 5말을 빚으려면 오가피 썬 것 5근을 주머니에 넣어 독 밑에 넣고 희게 쓴 멥쌀 5말을 가루로 만들어 썬다.

방문주를 빚듯이 물을 끓여 떡에 붓고 누룩가루 5되에 섞어서 버무려 넣는다. 익거든 알맞게 데워서 공복에 먹으면 풍증과 팔·다리를 잘못 쓰는 병과 신경통·반수불수증을 고칠 뿐만 아니라 옛날 '윤공도'와 '맹작제'라는 사람은 이 술을 오래 먹고 나이가 삼백이 되도록 아들을 30이나 낳았다고 한다.

'하서자'라는 사람은 나이가 삼백아흔다섯 살이었는데도 구기자술을 만들어 먹고 열일곱 살 먹은 앳된 소년과 같았다고 한다.

동의보감 자연약술의 효능
만드는 법

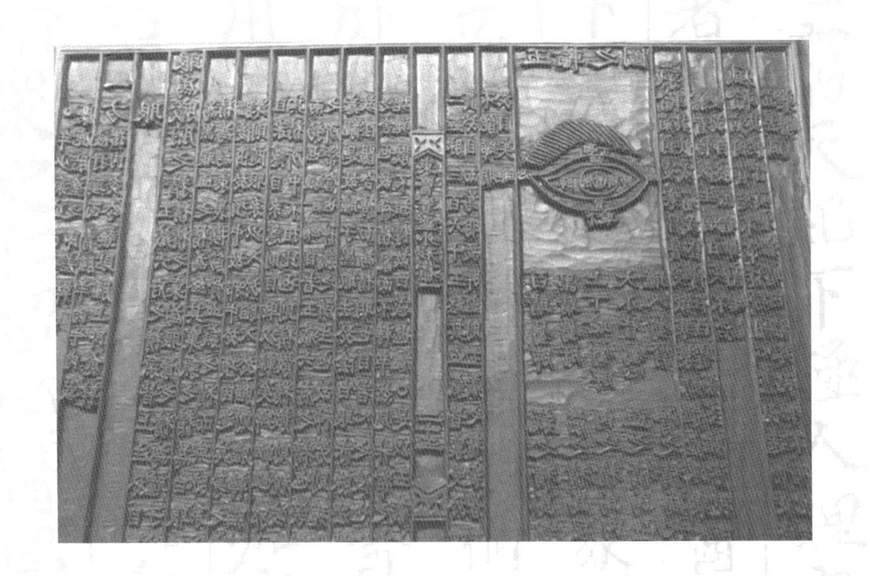

가시오갈피주
(五加皮 : 오가피)

만드는 법

❶ 포기 또는 뿌리에 약효가 있다.

❷ 여름에서 가을 사이에 채취하여 씻은 후 생으로 말려서 쓴다.

❸ 그늘에서 말리는 것이 효과적이다.

❹ 생으로 쓸 경우는 210g, 말린 것은 180g을 소주 1.8ℓ에 넣어 밀봉한다.

❺ 4~6개월 정도 숙성시킨다.

❻ 흙설탕 100%를 첨가한다.

적응증

❶ **인후염** : 목구멍이 붓고 통증이 있는 경우 소주잔 1잔을 1회로 1일 1~2회씩, 5~7일 정도 공복에 복용한다.

❷ **간염** : 간세포가 파괴되어 발병하는 병이다. 소주잔 1잔을 1회분으로 1일 1~2회씩, 15~20일 정도 공복에 복용한다.

❸ **혈담** : 가래에 피가 섞여 나오는 증세가 심하면 가슴이 아프고 답답하고, 무엇이 가슴 이리저리로 뭉쳐 다니는 것처럼 느껴진다. 소주잔 1잔을 1회분으로 1일 1~2회씩, 4~5일 정도 공복에 복용한다.

감나무주
(枾蔕 : 시체)

만드는 법

❶ 잎이나 감꼭지에 약효가 가장 많다

❷ 잎은 5~7월, 감꼭지는 가을에 감을 따고나서 채취한다.

❸ 그늘에서 건조시킨 다음에 쓰는 것이 좋다.

❹ 생감은 230g, 곶감 200g을 소주 1.8ℓ에 넣어 밀봉한다.

❺ 3~6개월 정도 숙성시킨다.

❻ 설탕은 100g 정도 넣고 숙성한다.

적응증

❶ **고혈압** : 고혈압에 꾸준히 복용하면 효과가 있다. 소주잔 1잔을 1회분으로 1일 1~2회씩, 15~25일 가량 공복에 복용한다.

❷ **숙취** : 술기운이 다음날까지 남아 있는 경우에도 사용한다. 소주잔 1잔을 1회분으로 1일 2회 공복에 복용한다.

감초주
(甘草 : 감초)

만드는 법

❶ 약효는 뿌리에 있다.

❷ 약재상에서 썰어져 있는 것을 구입하여 사용한다.

❸ 오래 묵지 않은 것이 효과적이다.

❹ 말린 감초뿌리 180g을 소주 1.8ℓ에 넣어 밀봉한다.

❺ 2~3개월 숙성시킨다.

❻ 설탕 50g 정도를 가미해도 좋다.

적응증

❶ **오장보익(五臟補益)** : 오래 장복하면 오장의 과로를 개선시켜주는 효능이 있다. 소주잔 1잔을 1회분으로 1일 1~2회씩, 15~25일 동안 공복에 복용한다.

❷ **근골통(筋骨痛)** : 근육과 뼈에 일어나는 통증으로 운동하기가 힘들다. 소주잔 1잔을 1회분으로 1일 1~2회씩, 10~20일 공복에 복용한다.

❸ **위궤양**: 위벽이 헐어서 아프고 따갑고 쓰린 증상이다. 소주잔 1잔을 1회분으로 1일 1~2회씩, 15~25일 가량 공복에 복용한다.

거지덩굴주
(오령매)

만드는 법

❶ 포기 또는 뿌리에 약효가 있다.

❷ 여름에서 가을 사이에 채취하여 생것 또는 말려서 쓴다.

❸ 그늘에 말리는 것이 효과적이다.

❹ 생으로 쓸 경우는 210g, 건초는 180g을 소주 1.8ℓ에 넣어 밀봉한다.

❺ 4~6개월 정도 숙성시킨다.

❻ 흙설탕을 100g 정도 첨가할 수 있다.

적응증

❶ **인후염** : 목구멍이 붓고 통증이 있다. 소주잔 1잔을 1회분으로 1일 1~2회씩, 5~7일 공복에 복용한다.

❷ **간염** : 간세포가 파괴되어 일어나는 증상이다. 소주잔 1잔을 1회분으로 1일 1~2회씩, 15~25일 가량 공복에 복용한다.

❸ **혈담** : 가래에 피가 섞여 나오는 증세로 심하면 가슴이 아프고 답답하고, 무엇이 이리저리로 뭉쳐 다니는 것처럼 느껴진다. 소주잔 1잔을 1회분으로 1일 1~2회씩, 4~5일 가량 공복에 복용한다.

겨우살이주
(桑寄生 : 상기생)

만드는 법

❶ 약효는 포기에 있다.

❷ 채취한 겨우살이를 잘 씻은 다음 말려서 사용한다.

❸ 11월부터 이듬해 3월 사이에 채취한다.

❹ 생것은 230g, 말린 것은 200g을 소주 1.8ℓ에 넣어 밀봉한다.

❺ 8~9개월 정도 숙성시킨다.

❻ 설탕은 100g 정도 넣으면 부드러워진다.

적응증

❶ **강장보호** : 위와 장이 약한 경우에 수시로 복용한다. 소주잔 1잔을 1회분으로 1일 1~2회씩, 10~15일 가량 공복에 복용한다.

❷ **신경통** : 신경이 밀려나거나 염증에 의해 아프고 저린 증세가 가끔 또는 지속적으로 계속된다. 소주잔 1잔을 1회분으로 1일 1~2회씩, 15~20일 정도 공복에 복용한다.

❸ **신경통** : 치아가 아프거나 또는 잇몸이 아픈 증세이다. 소주잔 1잔을 1회분으로 1일 1~2회씩, 15~20일 공복에 복용한다.

계피주

(桂皮 : 계피)

만드는 법

❶ 나무껍질에 약효가 있다.

❷ 오래 묵지 않은 깨끗한 것을 골라서 사용한다.

❸ 용기에 들어갈 수 있도록 적당한 크기로 자른 후에 사용한다.

❹ 마른 계피 190g을 소주 1.8ℓ에 넣어 밀봉한다.

❺ 설탕이나 곶감을 100g 정도 넣으면 좋다.

적응증

❶ **동통(疼痛)** : 몸이 몹시 쑤시고 아픈 증세에 좋다. 소주잔 1잔을 1회분으로 1일 1~2회씩, 7~10일 공복에 복용한다.

❷ **당뇨** : 소변에 당분이 많아지는 증상으로 입이 마르고, 밤중에 몇 차례 소변을 누고, 소변에 거품이 생기는 병증이다. 소주잔 1잔을 1회분으로 1일 1~2회씩, 20일 이상 공복에 복용한다.

구기자주
(拘杞子 : 구기자)

만드는 법

❶ 열매, 줄기, 뿌리에 약효가 있다. 뿌리는 껍질을 사용한다.

❷ 열매는 씻어 사용하고, 줄기나 뿌리는 적당한 크기로 다듬어 사용한다.

❸ 열매나 뿌리, 줄기 생약제는 230g, 건제는 200g을 소주 1.8ℓ에 넣어 밀봉한다.

❹ 3~6개월 정도 숙성시킨다.

❺ 설탕을 120g 정도 넣으면 좋다.

적응증

❶ **당뇨** : 당뇨병에 엄나무술과 함께 복용하면 효과적이다. 소주잔 1잔을 1회분으로 1일 1~2회씩, 20~30일 가량 공복에 복용한다.

❷ **보양** : 남자의 양기와 원기를 증강시키는 처방이다. 소주잔 1잔을 1회분으로 1~2회씩, 20~25일 공복에 복용한다.

❸ **빈혈** : 소주잔 1잔을 1회분으로 1일 1~2회씩, 10~15일 정도 공복에 복용한다.

구절초주
(仙母草 : 선모초)

만드는 법

1. 포기에 약효가 있으며, 음력 9월 9일 날 채취하는 것이 좋다고 전해진다.
2. 적당한 크기로 잘라서 쓴다.
3. 1년 이상 묵은 것은 약효가 떨어진다.
4. 생약제 200g, 말린 것은 180g을 소주 1.8ℓ에 넣어 밀봉한다.
5. 3~4개월 정도 숙성시킨다.
6. 설탕을 80g 정도 섞어서 사용한다.

적응증

1. **보신** : 몸이 차거나 허약할 때 사용한다. 소주잔 1잔을 1회분으로 1일 1~2회씩, 10~20일 가량 공복에 복용한다.
2. **불임증** : 결혼 후 3년이 지나도 임신이 안 되는 경우를 말한다. 소주잔 1잔을 1회분으로 1~2회씩, 20일 이상 공복에 복용한다.
3. **부인병** : 여성의 신체에 일어나는 병을 전체적으로 부인병이라고 일컫는다. 소주잔 1잔을 1회분으로 1일 1~2회씩, 20일 이상 공복에 복용한다.

국화주
(菊花 : 국화)

만드는 법

❶ 포기에 약효가 있으나 꽃에 약효가 강하다.

❷ 채취한 것을 씻어서 사용하거나 건조시켜 두고 사용한다.

❸ 백색을 띤 국화가 더욱 효과적이다.

❹ 꽃 생약재 210g, 말린 것 180g을 소주 1.8ℓ에 넣어 밀봉한다.

❺ 3~4개월 정도 숙성시킨다.

❻ 설탕 150g을 넣으면 좋다.

적응증

❶ **편두통(偏頭痛)** : 머리 한쪽만 통증이 있는 경우에 효과적이다. 소주잔 1잔을 1회분으로 1일 1~2회씩, 1주 정도 공복에 복용한다.

❷ **코피(비출혈鼻出血)** : 코에 타박을 입지 않았는데도 피가 수시로 나오는 경우이다. 소주잔 1잔을 1회분으로 1일 1~2회씩, 1주 동안 공복에 복용한다.

❸ **냉병(冷病)** : 여자에게 많은 증세로 소주잔 1잔으로 1일 1~회씩 2주 동안 공복에 복용한다. 아랫배가 차게 되면 임신에 지장이 오는 경우도 있다.

도라지주
(桔梗 : 길경)

만드는 법

❶ 백도라지 뿌리가 약효에 많다.

❷ 들이나 산에서 직접 채취하는 것이 좋다.

❸ 생 뿌리는 230g, 말린 것은 180g을 소주 1.8ℓ에 넣어 밀봉한다.

❹ 6~9개월 정도 숙성시킨다.

❺ 설탕을 100g 정도 가미할 수 있다.

적응증

❶ **폐기보호(肺氣保護)** : 폐가 약한 경우 또는 폐병을 앓고 난 후에 좋다. 소주잔 1잔을 1회분으로 1일 1~2회씩, 20일 가량 공복에 복용한다.

❷ **해수(咳嗽)** : 기침을 계속 심하게 하는 경우이다. 소주잔 1잔을 1회분으로 1일 1~2회씩, 10~15일 공복에 복용한다.

❸ **천식(喘息)** : 호흡이 곤란하면서 심한 기침을 하며 쇠소리가 나기도 한다. 소주잔 1잔을 1회분으로 1일 1~2회씩, 20일 이상 공복에 복용한다.

느릅나무주
(楡白皮 : 유백피)

만드는 법

❶ 나무껍질, 열매에 약효가 있다.

❷ 약재상에서 구입하여 껍질을 잘게 썰어 쓴다.

❸ 열매를 취급할 때는 말려두고 사용한다.

❹ 껍질이나 열매는 250g, 말린 약재는 190g을 소주 1.8ℓ에 넣어 밀봉한다.

❺ 6~8개월 정도 숙성시킨다.

❻ 설탕을 100g 정도 가미하여 사용할 수 있다.

적응증

❶ **심장병** : 심장이 기능을 제대로 수행하지 못하는 경우에 적용되는 처방이다. 소주잔 1잔을 1회분으로 1일 1~2회씩, 10~15일 공복에 복용한다.

❷ **강장보호** : 위와 장을 보호하기 위한 처방이다. 위와 장이 튼튼하지 않으면 건강에 장애가 온다. 소주잔 1잔을 1회분으로 1일 1~2회씩, 20~25일 정도 공복에 복용한다.

❸ **장출혈** : 소주잔 1잔을 1회분으로 1일 1~2회씩, 10~20일 정도 공복에 복용한다.

담쟁이 덩굴주
(常春藤 : 상춘등)

만드는 법

1. 약효는 줄기에 있다.
2. 약재상에서는 구입하기 힘들며 산에 올라가 직접 채취한다.
3. 생약제는 230g, 건재는 200g을 소주 1.8ℓ에 넣어 밀봉한다.
4. 5~6개월 정도 숙성시킨다.
5. 설탕을 100g 정도 가미할 수 있다.

적응증

1. **뇌일혈** : 뇌동맥이 터져 뇌 속에서 출혈을 일으키는 병으로 고혈압 환자에게 많이 발병한다. 소주잔 1잔을 1회분으로 1일 1~2회씩, 15~20일 정도 공복에 복용한다.
2. **편두통** : 머리 한쪽만 아픈 두통으로 왼쪽 앞이마에 많이 발생하는 증세이다. 소주잔 1잔을 1회분으로 1일 1~2회씩, 10~20일 정도 공복에 복용한다.
3. **허약체질** : 체격은 좋은데 힘이 약한 경우이다. 꾸준한 운동으로 체력을 단련시킬 수 있다. 소주잔 1잔을 1회분으로 1일 1~2회씩, 15~20일 가량 공복에 복용한다.

당귀주
(當歸 : 당귀)

만드는 법

❶ 뿌리나 종자에 약효가 있다. 대개 뿌리를 사용한다.

❷ 깊은 산골짜기에서 직접 채취할 수 있다.

❸ 세척한 후 생으로 쓰거나 말려두고 사용한다.

❹ 뿌리나 열매의 생약은 210g, 말린 약재는 180g을 소주 1.8ℓ에 넣어 밀봉한다.

❺ 6~8개월 정도 숙성시킨다.

❻ 설탕을 100g 정도 가미할 수 있다.

적응증

❶ **혈액순환** : 혈액 순환을 돕기 위한 처방으로 소주잔 1잔을 1회분으로 1일 1~2회씩, 2~3일 가량 공복에 복용한다.

❷ **두통** : 늘 머리가 무겁고 귀가 멍멍하여 눈과 입, 혀가 비정상적이고 구역질이 난다. 소주잔 1잔을 1회분으로 1일 1~2회씩, 10~15일 정도 공복에 복용한다.

❸ **복통** : 위장기관에 장애가 생겨서 통증이 오는 경우이다. 소주잔 1잔을 1회분으로 1일 1~2회씩, 3~5일 정도 공복에 복용한다.

대추주
(大棗 : 대조)

만드는 법

❶ 약효는 열매(대추)에 있다.

❷ 묵은 대추가 아닌 햇대추를 사용한다.

❸ 마르지 않은 대추는 300g, 말린 대추는 200g을 소주 1.8ℓ에 넣어 밀봉한다.

❹ 4~6개월 정도 숙성시킨다.

❺ 꿀을 120g 정도 가미할 수 있다.

적응증

❶ **불면증** : 질병이나 흥분 상태, 심신과로 등으로 잠이 오지 않는 경우에 탁월하다. 소주잔 1잔을 1회분으로 1일 1~2회씩, 7~10일 가량 공복에 복용한다.

❷ **번갈(煩渴)** : 가슴이 답답하고 병적으로 갈증이 심한 경우 대추주에 생강을 조금 넣어 복용하면 효과적이다. 소주잔 1잔을 1회분으로 1일 1~2회씩, 10~15일 정도 공복에 복용한다.

❸ **흉통** : 심장과 비장 사이에 통증이 일어나는 경우인데 피가 뭉쳐 다니며 통증이 오는 경우이다. 소주잔 1잔을 1회분으로 1일 1~2회씩, 15~20일 공복에 복용한다.

더덕주
(沙蔘 : 사삼)

만드는 법

❶ 약효는 뿌리에 있다.

❷ 마른 것보다 생것을 쓰는 것이 좋다.

❸ 씻은 다음 껍질을 벗기고 적당한 크기로 자른다.

❹ 생 뿌리는 350g, 마른 것을 쓸 경우에는 220g 정도를 소주 1.8ℓ 에 넣어 밀봉한다.

❺ 꿀 140g 정도를 가미할 수 있다.

적용

❶ **산통(疝痛)** : 발작성 복통이다. 두통과 함께 고환이 붓고 아픈 증세를 말한다. 소주잔 1잔을 1회분으로 1일 1~2회씩, 7~10일 가량 공복에 복용한다.

❷ **임파선염** : 임파선에 생겨나는 병원균에 의한 염증으로 목, 겨드랑이, 팔꿈치, 허벅지 등에 화농 등이 있다. 소주잔 1잔을 1회분으로 1일 1~2회씩, 15~20일 공복에 복용한다.

❸ **인후염** : 목구멍이 아프고 붓는 증세이다. 소주잔 1잔을 1회분으로 1일 1~2회씩, 15~20일 정도 공복에 복용한다.

두릅나무주
(木頭菜 : 목두채)

만드는 법

❶ 나무나 뿌리에 약효가 있다.

❷ 채취한 것을 씻어서 생으로 사용하거나 말려서 쓴다.

❸ 잘게 썰고 쪼개서 쓴다.

❹ 생약제는 230g, 말린 것은 200g을 소주 1.8ℓ에 넣어 밀봉한다.

❺ 6~9개월 가량 숙성시킨다.

❻ 설탕을 100g 가미할 수 있다.

적용

❶ **골절번통(骨折煩痛)** : 뼈가 쑤시고 아픈 증상이다. 소주잔 1잔을 1회분으로 1일 1~2회씩, 약 7일 정도 공복에 복용한다.

❷ **위경련** : 위에 심한 통증이 오는 경우로서 가슴앓이 병이라고도 한다. 소주잔 1잔을 1회분으로 1일 1~2회씩, 5~7일 정도, 증세가 심하면 15일까지 공복에 복용한다.

❸ **신기허약(腎氣虛弱)** : 늘 피로하고 일에 대한 의욕이 없고 권태증이 나는 경우이다. 소주잔 1잔을 1회분으로 1일 1~2회씩, 7~10일 가량 공복에 복용한다.

두충주
(杜冲 : 두충)

만드는 법

❶ 나무껍질에 약효가 있다. 오래 된 나무일수록 좋다.

❷ 씻은 후 잘 말려서 사용한다.

❸ 껍질을 잘라 잘게 써는 것이 좋다.

❹ 생약제는 240g, 마른 것은 200g을 소주 1.8ℓ에 넣어 밀봉한다.

❺ 6~9개월 정도 숙성시킨다.

❻ 설탕을 100g 정도 가미할 수 있다.

적용

❶ **비출혈(鼻出血)** : 주로 코에서 피가 나오는 경우이다. 육혈이라고도 한다. 소주잔 1잔을 1회분으로 1일 1~2회씩, 3~5일 가량 공복에 복용한다.

❷ **보신** : 몸의 기력이 약하고 허한 경우이다. 소주잔 1잔을 1회분으로 1일 1~2회씩, 10~20일 정도 공복에 복용한다.

❸ **근골위약(筋骨萎弱)** : 힘줄이 댕기는 증세로 몸 안에 열이 생겨서 담즙이 지나치게 많이 나와 입이 쓰다. 소주잔 1잔을 1회분으로 1일 1~2회씩, 10~15일 정도 공복에 복용한다.

둥굴레주
(玉竹 : 옥죽)

만드는 법

❶ 뿌리와 줄기에 약효가 있다.

❷ 약재상에서 말린 것을 구입하여 사용한다.

❸ 말린 것 200g을 소주 1.8ℓ에 넣어 밀봉한다.

❹ 1년 이상 장기간 숙성시킬수록 효과적이다.

❺ 설탕이나 꿀 100g 정도 가미할 수 있다.

적용

❶ **번갈(煩渴)** : 가슴이 답답하고 목이 마르거나 병적으로 갈증이 심한 증세이다. 소주잔 1잔을 1회분으로 1일 1~2회씩, 5~10일 가량 공복에 복용한다.

❷ **강심제** : 심장의 기능을 강하게 하기 위한 처방이다. 소주잔 1잔을 1회분으로 1일 1~2회씩, 20~25일 정도 공복에 복용하면 효과를 얻을 수 있다. 장복하여도 좋다.

❸ **조갈증** : 목이 말라 물을 자주 마시는 증상이다. 소주잔 1잔을 1회분으로 1일 1~2회씩, 10~15일 정도 공복에 복용한다.

마가목주
(丁公皮 : 정공피)

만드는 법

❶ 약효는 나무껍질에 있다. 열매도 쓴다.

❷ 나무껍질을 잘게 썰어서 생으로 쓰거나 건조시켜 사용한다.

❸ 열매로 술을 만들 경우에는 숙성된 후 말려서 보관 사용한다.

❹ 열매나 나무껍질의 생약제는 210g, 말린 것은 180g을 소주 1.8ℓ에 넣어 밀봉한다.

❺ 8~10개월 정도 숙성시킨다.

❻ 설탕 120g을 가미할 수 있다.

적용

❶ **기관지염** : 기관지에 염증을 일으키는 증세로 소주잔 1잔을 1회분으로 1일 1~2회씩, 7~10일 공복에 복용한다.

❷ **방광염** : 방광 점막에 염증이 생긴 경우로, 오줌이 자주 마렵고 약간의 통증이 느껴진다. 소주잔 1잔을 1회분으로 1일 1~2회씩, 5~10일 가량 공복에 복용한다.

❸ **진해(鎭海)** : 독감이나 감기에 의한 기침은 아니지만, 기침을 계속하는 경우이다. 소주잔 1잔을 1회분으로 1일 1~2회씩, 5~6일 정도, 심하면 10~15일 정도 공복에 복용한다.

마늘주
(大蒜 : 대산)

만드는 법

❶ 약효는 덩이뿌리에 있다.

❷ 마늘의 통을 쪼개어 낱개를 넣어 사용한다.

❸ 생마늘 250g을 소주 1.8ℓ에 넣어 밀봉한다.

❹ 2~3개월 숙성시킨 후 1년 이상 계속 복용할 수 있다.

❺ 설탕 150g을 가미하여 사용한다.

적용

❶ **감기** : 호흡기 계통의 염증성 질환으로 사람에 따라 그 증상이 다르다. 소주잔 1잔을 1회분으로 1일 1~2회씩, 5~10일 정도 공복에 복용한다.

❷ **상완신경통(上腕神經痛)** : 다발성 관절로 팔꿈치에 열이 나면서 아픈 경우이다. 소주잔 1잔을 1회분으로 1일 1~2회씩, 5~10일 정도, 심하면 25일 가량 공복에 복용한다.

❸ **혈담** : 가슴이 아프면서 저리고 입으로 피가 나오는 경우이다. 소주잔 1잔을 1회분으로 1일 1~2회씩, 10~20일 지나도록 공복에 복용한다.

매실주
(梅實 : 매실)

만드는 법

❶ 약효는 덜 익은 열매에 있다.

❷ 깨끗이 씻어서 사용한다.

❸ 생 매실 300g을 소주 1.8ℓ에 넣어 밀봉한다.

❹ 1년 이상 숙성시키면 효과적이다.

❺ 설탕 100g 정도 가미할 수 있다.

적용

❶ **숙취** : 전날 술을 과음하여 술이 깨지 않고 몸이 잘 움직여지지 않으며 속이 쓰리고 구토가 나며 두통이 심할 경우 소주잔 1잔을 1회분으로 1일 1~2회씩, 2~3일 가량 공복에 복용한다.

❷ **구토** : 구역질을 하거나 먹은 음식을 토한다. 이런 증상이 계속되면 위장 장애가 심한 경우이다. 소주잔 1잔을 1회분으로 1일 1~2회씩, 7~10일 공복에 복용한다.

❸ **차멀미** : 교통수단을 이용할 때 멀미가 나는 경우이며, 심하면 자율신경 충동으로 두통, 빈혈, 구토를 하게 된다. 소주잔 1잔을 1회분으로 1일 1~3회 가량 공복에 복용하면 효과가 있다.

머루주
(散布度 : 산포도)

만드는 법

❶ 열매와 덩굴나무 뿌리를 채취한다.

❷ 가을에 잘 익은 열매를 씻은 후 사용한다.

❸ 생 머루 350g을 소주 1.8ℓ에 넣어 밀봉한다.

❹ 1년 이상 계속 숙성시킨다.

❺ 설탕 100g 정도 넣을 수 있다.

적용

❶ **보혈** : 약재를 써서 몸 속의 피를 맑게 하고 정기를 돋우는 역할을 말한다. 소주잔 1잔을 1회분으로 1일 1~2회씩, 10~20일 가량 공복에 복용한다.

❶ **기침** : 호흡기성 질환으로 기침을 하는 경우이다. 소주잔 1잔을 1회분으로 1일 1~2회씩, 7~10일 정도, 심하면 15일 정도 공복에 복용하면 효과적이다.

❶ **혈액순환** : 피의 순환을 도우려는 처방으로 손발이 저린 경우에 사용한다. 소주잔 1잔을 1회분으로 1일 1~2회씩, 7~10일 정도, 심하면 15일 정도 공복에 복용한다.

멍석딸기주
(山梅 : 산매)

만드는 법

❶ 열매에 약효가 있다.

❷ 씻은 후 물기를 빼고 생으로 사용한다.

❸ 생 열매 400g을 소주 1.8ℓ에 넣어 밀봉한다.

❹ 3~4개월 정도 숙성시킨다.

❺ 설탕 100g을 첨가할 수 있다.

적용

❶ **풍(風)** : 뇌나 근육작용 또는 감각에 이상이 생기는 증상에 따라 여러 종류의 병증으로 나눈다. 소주잔 1잔을 1회분으로 1일 1~2회씩, 15~20일 가량 공복에 복용한다.

❷ **간열(肝熱)** : 간 질환 증세로 가슴이 답답하고 열이 있으며 오줌이 약간 황색이다. 소주잔 1잔을 1회분으로 1일 1~2회씩, 7~8일 공복에 복용한다.

❸ **어혈(瘀血)** : 피가 한 곳에 남아 시퍼렇게 멍이 들어있고 체내에서 혈액이 일정한 자리에 정체되어 노폐물이 쌓인 경우이다. 소주잔 1잔을 1회분으로 1일 1~2회씩, 7~10일 정도 공복에 복용한다.

모과주
(木瓜 : 목과)

만드는 법

❶ 열매를 쓴다.

❷ 잘 씻은 다음 잘게 썰어 물기를 없앤 후에 사용한다.

❸ 생 열매는 300g, 건재품은 200g을 소주 1.8ℓ에 넣어 밀봉한다.

❹ 1년 이상 숙성하여 음용한다.

❺ 물이나 설탕 120g 정도 가미할 수 있다.

적용

❶ **구토(嘔吐)** : 몸 속의 이상으로 헛구역질을 하거나 먹은 음식물을 토하며 격렬한 두통이 따른다. 소주잔 1잔을 1회분으로 1일 1~2회씩, 3~5일 정도 공복에 복용한다.

❷ **곽란(癨亂)** : 토하면서 설사가 따르는 급성위장병이다. 즉 먹은 음식에 의한 급성체증이다. 소주잔 1잔을 1회분으로 1일 1~2회씩 2~3일 정도, 심하면 5일 동안을 공복에 복용한다.

❸ **더위증(하서 : 夏暑)** : 여름에 더위를 먹어서 발병하는 것으로 소화불량과 구토를 일으킨다. 소주잔 1잔을 1회분으로 1일 1~2회씩, 4~5일 정도 공복에 복용한다.

박쥐나무주
(瓜木根 : 과목근)

만드는 법

❶ 뿌리에 약효가 있다.

❷ 채취한 뿌리를 씻은 후 잘게 썰어 생으로 쓰거나 말려서 사용한다.

❸ 뿌리 생약제 200g, 말린 것 180g을 소주 1.8ℓ에 넣어 밀봉한다.

❹ 5~6개월 정도 숙성시킨다.

❺ 흙설탕 100g을 첨가할 수 있다.

적용

❶ **관절통** : 강력한 관절염으로 뼈와 뼈가 서로 맞닿는 연결 부위에 통증이 매우 심한 증세이다. 소주잔 1잔을 1회분으로 1일 1~2회씩, 10~15일 정도 공복에 복용해 본다.

❷ **심장병** : 심장이 제 역할을 못하는 병증으로 심내막염, 심장실질염, 심장판막증, 심장신경통 등에 효과적이다. 소주잔 1잔을 1회분으로 1일 1~2회씩, 15~25일 꾸준히 공복에 복용한다.

❸ **요통** : 허리의 통증으로써 주로 허리뼈 4~5번의 연부조직에 이상이 생긴 경우이다. 소주잔 1잔을 1회분으로 1일 1~2회씩, 10~15일 정도, 심하면 그 이상을 공복에 복용해도 좋다.

박하주
(薄荷 : 박하)

만드는 법

❶ 약효는 포기나 뿌리에 두루 있다.

❷ 구입한 후 씻어서 건조시켜 사용한다.

❸ 생약재는 210g, 건재는 180g을 소주 1.8ℓ에 넣어 밀봉한다.

❹ 6~9개월 가량 숙성시킨다.

❺ 설탕 100g 정도 가미할 수 있다.

적용

❶ **소화불량** : 먹은 음식물을 소화기에서 분해 흡수할 수 있도록 하는 화학적, 물리적 작용이 잘 되지 않아 설사나 변비 등이 잦은 경우를 말한다. 소주잔 1잔을 1회분으로 1일 1~2회씩, 7~10일 가량 공복에 복용한다.

❷ **풍** : 전신이나 근육감각에 탈이 일어난 병증이다. 주로 마비증상을 일으킨다. 소주잔 1잔을 1회분으로 1일 1~2회씩, 10~20일 정도, 심하면 1개월 정도 공복에 복용해도 무방하다.

❸ **편두통** : 머리 한쪽만 아픈 두통을 말한다. 대개는 왼쪽 앞이마에 많이 일어난다. 소주잔 1잔을 1회분으로 1일 1~2회씩, 10~15일 정도 공복에 복용한다.

복분자주
(覆盆子 : 복분자)

만드는 법

❶ 약효는 덜 익은 열매에 있다.

❷ 약재상에서 말린 것을 살 때에는 1년이 안 된 것으로 구입한다.

❸ 생열매는 250g, 건재는 230g을 소주 1.8ℓ에 넣어 밀봉한다.

❹ 6~8개월 정도 숙성시킨다.

❺ 설탕 120g 가량 가미할 수 있다.

적용

❶ **신기허약(腎氣虛弱)** : 병 후 허약 증세와 선천적으로 허약체질 등 늘 피로를 느끼며 원기가 부족한 상태를 말한다. 소주잔 1잔을 1회분으로 1일 1~2회씩, 25~30일 가량 공복 복용해 본다.

❷ **강장보호** : 소화불량, 십이지장궤양, 위궤양, 위염 등 위장이 좋지 못한 경우를 위한 처방이다. 소주잔 1잔을 1회분으로 1일 1~2회씩, 25~30일을 공복에 복용한다.

❸ **정력증진** : 부족한 원기와 정력을 보충하기 위한 처방이다. 소주잔 1잔을 1회분으로 1일 1~2회씩, 10~15일 정도 공복에 복용하면 효과를 본다.

뽕나무주
(桑白皮 : 상백피)

만드는 법

❶ 약효는 뿌리 껍질에 있으며 열매는 원기 회복에 쓰인다.

❷ 뿌리는 1년이 넘지 않은 것을 구입하며 열매는 물로 씻은 후 물기를 완전히 제거한 후에 사용한다.

❸ 뿌리 생약재는 210g, 건재는 180g, 오디는 350g을 소주 1.8ℓ에 넣어 밀봉한다.

❹ 뿌리는 1년 정도, 오디는 3~5개월 정도 숙성시킨다.

❺ 설탕 100g을 가미할 수 있다.

적용

❶ **소변불통** : 소변을 보면 불편을 느끼는 증세다. 소주잔 1잔을 1회분으로 1일 1~2회씩, 10~15일 공복에 복용한다.

❷ **폐기보호(肺氣保護)** : 폐가 약하거나 폐병을 앓고 난 후의 처방이다. 소주잔 1잔을 1회분으로 1일 1~2회씩, 10~20일 정도 공복에 복용한다.

❸ **혈변** : 변에 피가 섞여 나오는 증세이며 소장과 대장의 질환 또는 항문질환 등으로 인해 나타난다. 소주잔 1잔을 1회분으로 1일 1~2회씩, 7일 가량 공복에 복용한다.

부추주
(韭菜 : 구채)

만드는 법

❶ 약효는 잎에도 있으나 씨, 뿌리에 더 많이 있다.

❷ 잎이나 씨는 9월에 채취하여 사용한다.

❸ 채취한 씨는 80g, 뿌리는 125g을 각각 소주 1.8ℓ에 넣어 밀봉한다.

❹ 말린 것을 사용할 경우 뿌리 100g을 사용한다.

❺ 씨는 3~4개월, 뿌리는 4~6개월 정도 숙성시킨다.

❻ 설탕 20g을 사용한다.

적용

❶ **유정증(遺精症)** : 자기도 모르게 정액이 흘러나오는 증세, 주로 자는 동안에 발생한다. 신경쇠약, 요도염, 임질, 치질, 포경, 기타의 중병 등으로 일어나는 경향이 많다. 소주잔 1잔을 1회분으로 1일 1~2회씩, 10~15일 정도 공복에 복용한다.

❷ **요통** : 허리의 통증을 말한다. 소주잔 1잔을 1회분으로 1일 1~2회씩, 15~20일 정도 공복에 복용한다.

❸ **천식** : 호흡이 곤란하면서 심한 기침을 한다. 소주잔 1잔을 1회분으로 1일 1~2회씩, 10~20일 정도 복용한다.

사시나무주
(白楊木 : 백양목)

만드는 법

❶ 약효는 줄기 껍질, 가지, 잎에 있다.

❷ 5~6월에 채취하여 햇빛에 말린다.

❸ 가지 껍질 150g을 잘게 썰어서 소주 1.8ℓ에 넣어 밀봉한다.

❹ 생으로 사용할 경우에는 175g을 준비한다.

❺ 5~6개월 정도 숙성시킨다.

❻ 설탕 100g 정도를 가미한다.

적용

❶ **대하증** : 대하증에 사용되는 여성들만의 약주이다. 소주잔 1잔을 1회분으로 1일 1~2회씩, 5~10일 공복에 복용한다.

❷ **구내염** : 입속 점막에 생기는 세균성 염증으로 젖먹이에게서 많이 발생한다. 젖먹이에게 먹일 적에는 술을 달여서 알코올을 제거한 후, 어른의 10분의 1정도의 양을 복용시킨다. 소주잔 1잔을 1회분으로 1일 1~2회씩, 15~20일 정도 공복에 복용한다.

❸ **속근골(速筋骨)** : 빠른 시일 내에 뼈와 살을 튼튼히 하기 위한 처방이다. 소주잔 1잔을 1회분으로 1일 1~2회씩, 15~25일 가량 공복에 복용한다.

산수유주
(山茱萸 : 산수유)

만드는 법

❶ 약효는 열매에 있다.

❷ 10~11월경에 채취하여 씨를 제거하고 과육을 건조시킨다.

❸ 말린 열매 175g을 소주 1.8ℓ에 넣어 밀봉한다.

❹ 3~4개월 숙성시킨다.

❺ 설탕 120g 정도를 첨가한다.

적용

❶ **신경쇠약** : 감정이 발작적으로 변하여 성을 내거나 불평을 잘 하고 쉽게 권태나 피로를 느낀다. 기억력이 떨어지고 불면증에 걸리기도 한다. 소주잔 1잔을 1회분으로 1일 1~2회씩, 10일 정도 공복에 복용한다.

❷ **간염** : 간세포가 파괴되어 일어나는 병이다. 소주잔 1잔을 1회분으로 1일 1~2회씩, 15~20일 가량 공복에 복용한다.

❸ **음위증(陰痿症)** : 남자의 생식기가 위축되는 상태 또는 발기가 되지 않는 경우이다. 소주잔 1잔을 1회분으로 1일 1~2회씩, 15~25일 꾸준히 공복에 복용한다.

삽주주
(蒼朮 : 창출)

만드는 법

❶ 약효는 뿌리에 있다.

❷ 11월에 채취하여 깨끗이 씻은 다음 잘게 썰어 햇빛에 건조시켜 사용한다.

❸ 말린 뿌리 175g을 소주 1.8ℓ에 넣어 밀봉한다.

❹ 6~8개월 정도 숙성시킨다.

❺ 설탕 소량을 첨가한다.

적용

❶ **냉병** : 손, 발, 허리, 또는 배가 항상 차가운 증세이다. 주로 여자에게 많이 발생한다. 소주잔 1잔을 1회분으로 1일 1~2회씩, 10~20일 가량 공복에 복용한다.

❷ **당뇨** : 오줌에 당이 많이 나오는 증세가 있으며 심한 구갈증으로 입 안이 마르면서 밤중에 5~6회 정도 오줌을 누게 된다. 소주잔 1잔을 1회분으로 1일 1~2회씩, 20~30일 정도 공복에 복용한다.

❸ **발한** : 몸에 땀을 내고자 할 때 취한이라고도 한다. 소주잔 1잔을 1회분으로 1일 1~2회씩, 1~3회 정도 공복에 복용한다.

생강주
(生薑 : 생강)

만드는 법

❶ 덩이뿌리에 약효가 있다.

❷ 9~10월 서리가 내리기 전에 캐서 생으로 사용하거나 건조시켜 사용한다.

❸ 생강은 300g, 말린 것 250g을 각각 소주 1.8ℓ에 넣어 밀봉한다.

❹ 4~5개월 정도 숙성시킨다.

❺ 설탕 100g을 첨가한다.

적용

❶ **토사(吐瀉)** : 주로 여름철에 많이 발생하며 먹은 음식에 체하여 토하고 설사가 나는 급성 위장병, 급성 중독성 위염 등을 가리킨다. 소주잔 1잔을 1회분으로 1일 1~2회씩, 2~4회 정도 공복에 복용한다.

❷ **식욕부진** : 소화기 질환으로 식욕이 없는 경우에 복용할 수 있다. 소주잔 1잔을 1회분으로 1일 3~5회 정도 공복에 복용한다.

❸ **토사곽란** : 입으로 토하고 아래로 설사하는 증상이다. 소주잔 1잔을 1회분으로 1일 3~4회 정도 공복에 복용한다.

생지황주
(生地黃 : 생지황)

만드는 법

❶ 뿌리에 약효가 있다.

❷ 10~11월 사이에 캐서 씻어서 말려두고 사용한다.

❸ 생 뿌리를 소주 1.8ℓ에 넣어 밀봉한다.

❹ 6~8개월 정도 숙성시킨다.

❺ 설탕 100g 정도 첨가한다.

적용

❶ **빈혈** : 일반적으로 적혈구나 혈색소가 감소하여 정상인보다 낮은 경우를 말한다. 소주잔 1잔을 1회분으로 1일 1~2회씩, 7~15일 가량 공복에 복용한다.

❷ **조갈증** : 목이 말라 물을 자꾸 마시게 된다. 당뇨증에서는 목이 마르고 배가 몹시 고프며 배뇨량이 증가한다. 소주잔 1잔을 1회분으로 1일 1~2회씩, 15~30일 정도 공복에 복용한다.

석류주
(石榴 : 석류)

만드는 법

1. 뿌리나 열매 껍질은 달여서 사용하고 꽃이나 과육을 사용한다.
2. 9~10월 채취하거나 구입한 것을 4쪽으로 쪼개어서 말린다.
3. 꽃이나 과육 160g에 소주 1.8ℓ를 넣어 밀봉한다.
4. 4~5개월 정도 숙성시킨다.
5. 설탕 100g 정도 첨가한다.

적용

1. **천식** : 발작적으로 호흡곤란이 일어나는 증세로 기관지성, 신경성, 심장성, 요독성, 천식 등으로 구별된다. 심한 기침으로 인해 고통스럽고 숨을 쉴 때에 힘이 든다. 1개월 이상 계속 증세가 느껴지는 경우도 있다. 소주잔 1잔을 1회분으로 1일 1~2회씩, 7~15일 정도 공복에 복용한다.
2. **치통** : 잇몸이나 이의 세균에 의한 통증이다. 소주잔 1잔을 1회분으로 1일 1~2회씩, 10~15일 정도 공복에 복용한다.
3. **편도선염** : 편도선에 염증이 생겨난 경우를 말한다. 부위가 벌겋게 부어 음식이나 침을 삼키지 못한다. 소주잔 1잔을 1회분으로 1일 1~2회씩, 5~10일 정도 공복에 복용한다.

소나무주
(松 : 송)

만드는 법

1. 솔잎이 두 개씩 달려 있는 재래종이 좋다.
2. 햇순은 250g, 생잎은 230g, 솔방울은 200g을 깨끗한 물에 1일 정도 담궈 놓았다가 꺼내어 햇볕에 물기만 말려서 사용한다.
3. 위의 내용물을 소주 1.8ℓ에 넣어 밀봉한다.
4. 6~8개월 정도 숙성시킨다.
5. 흙설탕 100g 정도 첨가한다.

적용

1. **부종** : 신체조직 사이에 임파액이나 장액이 많이 고이면 신장, 심장장애, 영양장애 등이 일어나 몸이 부어오르게 되는 증상을 말한다. 소주잔 1잔을 1회분으로 1일 1~2회씩 7~10일 가량 공복에 복용한다.
2. **동맥경화** : 혈관 벽이 두꺼워져서 혈류가 장애를 받는 경우이다. 소주잔 1잔을 1회분으로 1일 1~2회씩, 3~5일 정도 공복에 복용해야 한다.
3. **뇌일혈** : 뇌 속에 동맥이 터져 출혈하는 경우이다. 소주잔 1잔을 1회분으로 1일 1~2회씩, 3~5일 정도 공복에 복용한다.

쇠무릎주
(牛膝 : 우슬)

만드는 법

1. 가을에서 이듬해 봄 사이에 뿌리를 캐어 씻은 다음 건조시켜 사용한다.
2. 생뿌리는 250g, 말린 뿌리는 200g을 소주 1.8ℓ에 넣어 밀봉한다.
3. 5~6개월 정도 숙성시킨다.
4. 인삼주와 비슷한 향이 난다.
5. 설탕 100g 정도 첨가한다.

적용

1. **근골통** : 근육이나 뼈의 통증으로 몸을 움직이는 데 많은 장애가 따르는 증세를 보인다. 소주잔 1잔을 1회분으로 1일 1~2회씩, 10~20일 정도 공복에 복용한다.
2. **골절번통** : 과거의 타박상으로 인한 통증에 효과적이다. 소주잔 1잔을 1회분으로 1일 1~2회씩, 7~10일 정도 공복에 복용한다.
3. **신경통** : 신경에 염증이 생겨 신경이 밀려나면서 통증이 오는 경우이다. 소주잔 1잔을 1회분으로 1일 1~2회씩, 10~20일 정도 공복에 복용한다.

수세미주

(絲果 : 사과)

만드는 법

❶ 효능은 수세미 덩굴 및 덜 익은 열매에 있다.

❷ 포기는 늦은 가을에 채취하며, 열매는 서리가 내리기 전에 따서 사용하면 효과적이다.

❸ 수세미 350g을 소주 1.8ℓ에 넣어 밀봉한다.

❹ 2~3개월 정도 숙성시킨다.

❺ 설탕 100g 정도 첨가한다.

적용

❶ **각기** : 주로 비타민B 부족으로 인한 영양실조증의 일종이다. 소주잔 1잔을 1회분으로 1일 1~2회씩, 10~20일 정도 공복에 복용한다.

❷ **건위(健胃)** : 위를 튼튼하고 편하게 하기 위한 처방이다. 평소 식욕이 없고, 손발이 차고 소화가 안 된다. 소주잔 1잔을 1회분으로 1일 1~2회씩, 10~20일 정도 공복에 복용한다.

❸ **해수** : 건성의 기침을 하는 경우로서 폐결핵, 폐렴, 폐괴저병, 천식, 기관지 확장증 등에서 생길 수 있다. 소주잔 1잔을 1회분으로 1일 1~2회씩, 10~15일 정도 공복에 복용한다.

쑥주
(艾葉 : 애엽)

만드는 법

1. 오랫동안 사용하려면 반드시 그늘에서 말린다.
2. 생잎은 250g, 생뿌리는 150g을 씻은 후 물기가 없도록 말려서 사용한다.
3. 말린 잎은 150g, 뿌리는 120g을 각각 소주 1.8ℓ에 넣어 밀봉한다.
4. 잎은 3~4개월, 뿌리는 5~6개월 정도 숙성시킨다.
5. 설탕 100g 정도 첨가한다.

적용

1. **편도선염** : 목구멍에 생겨나는 염증을 말한다. 임파선(편도선)이 부어 음식 섭취와 침도 삼키기 어렵다. 소주잔 1잔을 1회분으로 1일 1~2회씩, 2~3일 정도 공복에 복용한다.
2. **코피** : 타박이나 찰과상이 아님에도 불구하고 평소에 코피가 자주 나는 증세이다. 소주잔 1잔을 1회분으로 1일 1~2회씩, 3~5일, 심하면 10일 정도 공복에 복용한다.
3. **복통** : 위와 장에서 장애가 생겨 통증이 오는 경우인데, 한복통, 열독증, 체함 등에서 올 수 있다. 소주잔 1잔을 1회분으로 3~5회 정도 공복에 복용한다.

알로에주

(蘆薈 : 노회)

만드는 법

① 약효는 포기 두꺼운 잎에 있다

② 구입한 잎을 씻은 후 생것으로 250g을 소주 1.8ℓ에 넣어 밀봉한다.

③ 8~10개월 정도 숙성시킨다.

④ 설탕 100g 정도 첨가한다.

적용

① **임파선염** : 임파선에 세균이 침입하여 염증을 일으키는 병이다. 발열, 두통, 식욕부진 등의 증상이 나타난다. 소주잔 1잔을 1회분으로 1일 1~2회씩, 3~4일 정도 공복에 복용한다.

② **비염** : 코 안에서 생기는 염증으로 알레르기 또는 비강의 상처에 의한 것이다. 소주잔 1잔을 1회분으로 1일 1~2회씩 5~7일, 심하면 10일 정도 공복에 복용한다.

③ **해열** : 몸의 열을 내리게 하는 처방이다. 소주잔 1잔을 1회분으로 1일 2~3회씩, 심하면 5일 공복에 복용한다.

앵도주
(郁李仁 : 욱리인)

만드는 법

❶ 약효는 열매에 있다.

❷ 6~7월 열매를 따서 물로 씻은 후 생으로 사용한다.

❸ 신선한 앵도 250~300g을 소주 1.8ℓ에 넣어 밀봉한다.

❹ 3~4개월 숙성시킨다.

❺ 설탕 100g 정도 첨가한다.

적용

❶ **조갈** : 여러 원인으로 목이 말라서 물을 자주 마시게 되는 경우 소주잔 1잔을 1회분으로 1일 1~2회씩, 7~10일 정도 공복에 복용한다.

❷ **대변불통** : 대변을 2일 이상 보지 못하는 경우이다. 소주잔 1잔을 1회분으로 1일 2~3회씩 4~5일 정도 공복에 복용하면 효과를 본다.

❸ **변비** : 배변이 원활하지 못한 경우이며, 대변 횟수가 줄어들고, 대변이 딱딱하다. 소주잔 1잔을 1회분으로 1일 1~2회씩, 4~5일 정도 공복에 복용한다.

엄나무주
(海桐木 : 해동목)

만드는 법

❶ 약효는 잔 가지 또는 나무등걸 및 뿌리에 있다.

❷ 생나무 껍질 또는 잔 가지 225g, 뿌리 150g을 각각 소주 1.8ℓ에 넣어 밀봉한다.

❸ 말린 것은 껍질과 잔 가지 200g, 뿌리는 150g을 사용한다.

❹ 6~8개월 숙성시킨다.

❺ 설탕 100g 정도 첨가한다.

적용

❶ **풍습(風濕)** : 습한 곳에 장기간 거주하여 습기의 영향을 받아 뼈마디가 저리고 아픈 증세이다. 소주잔 1잔을 1회분으로 1일 1~2회씩, 10~20일 정도 공복에 복용한다.

❷ **거담(去痰)** : 가래와 혈담을 없애기 위한 처방이다. 소주잔 1잔을 1회분으로 1일 4~7회 정도 공복에 복용한다.

❸ **위궤양** : 위속이 헐어서 따갑고 쓰리고 아픈 증세로서 음식물을 먹을 수가 없다. 소주잔 1잔을 1회분으로 1일 1~2회씩 3~5일 정도, 심하면 7~12일 정도 공복에 복용한다.

엉겅퀴주
(大薊 : 대계)

만드는 법

❶ 약효는 포기와 뿌리에 있다.

❷ 잎은 개화기, 뿌리는 가을에서 이듬해 봄 사이에 채취하여 생것을 물로 씻은 다음 사용하거나 햇볕에 말려서 보관 사용한다.

❸ 생 뿌리는 180g, 말린 뿌리는 130g을 소주 1.8ℓ에 넣어 밀봉한다.

❹ 5~6개월 이상 숙성시킨다.

❺ 설탕 100g 정도 첨가한다.

적용

❶ **보양** : 남자의 양기나 원기를 돋우는 것을 말한다. 소주잔 1잔을 1회분으로 1일 1~2회씩, 20~25일 가량 공복에 복용한다.

❷ **보혈** : 몸을 보호하면서 기를 위한 처방이다. 소주잔 1잔을 1회분으로 1일 1~2회씩, 10~20일 정도 공복에 복용한다.

❸ **위염** : 위의 점막에 염증이 생기는 증상으로 위가 쓰리고 아프며 소화기능에 장애가 온다. 소주잔 1잔을 1회분으로 1일 1~2회씩, 8~12일 정도 공복에 복용한다.

영지주
(靈芝 : 영지)

만드는 법

❶ 영지버섯 전체에 약효가 있다.

❷ 약재상에서 구입하거나 가을에 채취한 것을 씻어서 말려 사용한다.

❸ 영지 생것이나 말린 것 150~160g을 소주 1.8ℓ에 넣어 밀봉한다.

❹ 7~8개월 숙성시킨다.

❺ 꿀 150g 가미할 수 있다.

적용

❶ **동맥경화** : 동맥벽이 굳어져 혈류가 장애를 받아 고혈압을 유발시키는 병이다. 두통, 가슴 통증, 불면증, 변비, 만성피로 증상을 보인다. 소주잔 1잔을 1회분으로 1일 1~2회씩, 10~15일 정도 공복에 복용한다.

❷ **기관지염** : 기침과 함께 가래가 나오는 경우로 처음에는 헛기침에서 나중에는 담홍색 농이 섞여 나온다. 소주잔 1잔을 1회분으로 1일 1~2회씩, 5~15일 정도 공복에 복용한다.

❸ **신경쇠약** : 신경이 약해진 경우이다. 소주잔 1잔을 1회분으로 1일 1~2회씩, 10~20일 정도 공복에 복용한다.

오갈피나무주
(五加皮 : 오가피)

만드는 법

1. 약효는 나무껍질, 뿌리, 열매 등에 있다.
2. 여름에서 가을 사이 채취해 생으로 사용하거나 햇볕에 말린다.
3. 생으로 사용할 때는 나무껍질 220g, 뿌리 200g, 열매 240g, 열매 190g 정도를 각각 소주 1.8ℓ에 넣어 밀봉한다.
4. 나무껍질, 뿌리는 8~10개월, 열매는 5~6개월 정도 숙성시킨다.
5. 설탕 100g 정도 첨가한다.

적용

1. **골절번통** : 주로 갱년기에 나타나는 증상이다. 특별한 자극이 없는데도 뼈마디가 쑤시고 통증이 지속된다. 소주잔 1잔을 1회분으로 1일 1~2회씩, 10~15일 정도 공복에 복용한다.
2. **강심제** : 심장의 기능을 강하게 하는 약재이다. 소주잔 1잔을 1회분으로 1일 1~2회씩, 10~15일 가량 공복에 복용한다.
3. **위장염** : 위와 장에 염증이 생긴 경우이다. 소주잔 1잔을 1회분으로 1일 1~2회씩, 5~10일 정도 공복에 복용한다.

오미자주
(五味子 : 오미자)

만드는 법

❶ 열매에 약효가 있다.

❷ 10~11월 잘 익은 열매만을 채취하여 햇볕에 건조시킨다.

❸ 말린 오미자 180g을 소주 1.8ℓ에 넣어 밀봉한다.

❹ 6~8개월 정도 숙성시킨다.

❺ 설탕 100g 정도 첨가한다. 꿀을 사용해도 좋다.

적용

❶ **피로회복** : 피로는 신체적 이상의 징후이다. 주로 환절기나 이른 봄에 온몸이 나른하고 권태로우며 아픈 경우의 처방이다. 소주잔 1잔을 1회분으로 1일 1~2회씩, 15~20일 정도 공복에 복용한다.

❷ **주독** : 술에 중독이 되어 얼굴에 붉은 반점이 생겨나는 경우 술 때문에 위장 장애나 빈혈 등의 원인이 된다. 소주잔 1잔을 1회분으로 1일 1~2회씩, 10~15일 정도 공복에 복용한다.

인동주
(忍冬 : 인동)

만드는 법

❶ 잎과 줄기에 약효가 있다.

❷ 잎이나 줄기를 씻은 후 그늘에서 말린다.

❸ 말린 잎과 줄기 200g을 소주 1.8ℓ에 넣어 밀봉한다.

❹ 4~6개월 숙성시킨다.

❺ 흑설탕 100g 정도 첨가할 수 있다.

적용

❶ **충수염** : 맹장 끝에 붙어 있는 돌기에 염증이 생겨 통증을 일으키는 병이다. 급성인 경우에는 의사 치료를 빨리 받아야 하지만 만성의 경우는 다음의 처방이 적합하다. 소주잔 1잔을 1회분으로 1일 1~2회씩, 7~10일 정도 공복에 복용한다.

❷ **방광염** : 방광 속 점막에 생기는 염증으로 오줌이 자주 마렵고 참지 못하며 아랫배가 묵직하다. 소주잔 1잔을 1회분으로 1일 1~2회씩, 5~10일 정도 공복에 복용한다.

❸ **혈변** : 변에 피가 섞여 나오는 증세다. 소장과 대장 또는 항문 질환 등의 증상으로 발전하기도 한다. 소주잔 1잔을 1회분으로 1일 1~2회씩, 5~7일 정도 공복에 복용한다.

인삼주
(人蔘 : 인삼)

만드는 법

① 인삼보다 산삼이 약효가 월등하다.

② 8~9월경 뿌리를 캐어 생삼으로 쓰거나 말려서 건삼으로 이용한다.

③ 술에 담글 때에는 반드시 생삼을 사용하는 것이 효과적이다.

④ 생삼 200g을 소주 1.8ℓ에 넣어 밀봉한다.

⑤ 5~6개월 정도 숙성시킨다.

⑥ 설탕 100g 정도 첨가할 수 있다.

적용

① **식욕부진** : 식욕이 줄거나 없는 증상이다. 소주잔 1잔을 1회분으로 1일 1~2회씩, 15~20일 정도 공복에 복용한다.

② **마비증세** : 근육이나 신경에 감각이 없어지는 경우로 운동장애가 일어난다. 소주잔 1잔을 1회분으로 1일 1~2회씩, 10~15일 정도 공복에 복용한다.

③ **정력증진** : 부족한 원기와 정력을 보충하기 위한 처방이다. 소주잔 1잔을 1회분으로 1일 1~2회씩, 15~20일 정도 공복에 복용한다.

잇꽃주
(紅花 : 홍화)

만드는 법

❶ 꽃이나 열매에 약효가 있다.
❷ 6~7월 개화기가 지나고 꽃이 노란 황색에서 홍적색으로 변할 때 꽃을 채취하여 생으로 쓰거나 햇볕에 잘 말려두고 사용한다.
❸ 열매는 완전히 익은 후에 채취한다.
❹ 채취한 꽃은 190g, 열매 190g을 소주 1.8ℓ에 넣어 밀봉한다.
❺ 6~7개월 숙성시킨다.
❻ 설탕 150g 정도, 또는 적당량의 꿀을 첨가한다.

적용

❶ **부인병** : 여성의 생식기관에 발병하는 질환을 말한다. 소주잔 1잔을 1회분으로 1일 1~2회씩, 10~15일 정도 공복에 복용한다.
❷ **복통** : 위나 장에 장애가 생겨 통증이 일어나는 경우이다. 소주잔 1잔을 1회분으로 1일 3~6회 정도 공복에 복용한다.
❸ **협심증** : 심장부에 일어나는 격렬한 동통을 일으키는 염증이다. 소주잔 1잔을 1회분으로 1일 1~2회씩, 10~20일 정도 공복에 복용한다.

자작나무주
(合歡皮 : 합환피)

만드는 법

❶ 약효는 나무껍질에 있다.

❷ 채취는 연중 가능하며 잘게 썰어 햇볕에 말린다.

❸ 채취한 나무껍질 생것 200g, 말린 껍질은 150g을 각각 소주 1.8 ℓ에 넣어 밀봉한다.

❹ 6~8개월 숙성시킨다.

❺ 설탕 120g 정도 첨가한다.

적용

❶ **방광염** : 세균에 감염되거나 방광 점막에 염증이 생기는 경우를 말한다. 오줌이 자주 마렵고 아프며 색깔이 탁하다. 소주잔 1잔을 1회분으로 1일 1~2회씩, 2~3일 정도 공복에 복용한다.

❷ **유선염** : 젖 분비선에 염증이 생기는 증상 초산부의 수유기에 많이 발생한다. 소주잔 1잔을 1회분으로 1일 1~2회씩, 10~20일 정도 공복에 복용한다.

❸ **근육통** : 근육이 켕겨서 관절통이 되어 잘 걷지 못하는 증세이다. 소주잔 1잔을 1회분으로 1일 1~2회씩, 15~20일 정도 공복에 복용한다.

잣나무주
(海松子 : 해송자)

만드는 법

❶ 약효는 잣이나 생잣송이에 있다.

❷ 생잣송이는 6~7월경에, 익은 잣은 8~9월경에 채취한다.

❸ 생잣송이는 3개 정도, 익은 잣은 200g 정도를 사용한다.

❹ 생잣송이는 소주 2.5ℓ에, 익은 잣은 1.8ℓ에 넣어 밀봉한다.

❺ 잣송이는 1년 이상, 잣은 6개월 숙성시킨다.

❻ 흙설탕 120g 정도 첨가시킨다.

적용

❶ **보신** : 어깨가 걸리고 가슴이 답답하며 하루의 생활이 귀찮은 경우이다. 소주잔 1잔을 1회분으로 1일 1~2회씩, 20~25일 정도 공복에 복용한다.

❷ **폐결핵** : 결핵균의 침입에 의해 생겨나는 소모성 만성질환의 병증으로 전염성이 있다. 소주잔 1잔을 1회분으로 1일 1~2회씩, 20~30일 정도 공복에 복용한다.

❸ **폐기보호** : 폐의 기능을 튼튼히 하기 위한 조치이며 폐가 약하거나 폐병을 앓고 난 후의 처방이다. 소주잔 1잔을 1회분으로 1일 1~2회씩, 20~25일 가량 공복에 복용한다.

주목주
(朱木 : 주목)

만드는 법

❶ 약효는 열매와 나무 끝에 있는 햇순에 있다.

❷ 채취한 열매와 햇순을 생으로 쓰거나 그늘에서 말려 사용한다.

❸ 덜 익은 열매와 햇순 각각 200g씩 사용한다.

❹ 말린 것은 각각 160g씩 소주 1.8ℓ에 넣어 밀봉한다.

❺ 4~6개월 숙성시킨다.

❻ 설탕 100g 정도 첨가한다.

적용

❶ **신장염** : 신장에 염증이 생겨 배뇨가 힘들고 구갈이 따르는 질환이다. 소주잔 1잔을 1회분으로 1일 1~2회씩, 15~25일 정도 공복에 복용한다.

❷ **소변불통** : 소변을 볼 때 불편을 느끼는 경우이다. 소주잔 1잔을 1회분으로 1일 1~2회씩, 7~10일 정도 공복에 복용한다.

❸ 각종 암 : 불치병의 하나이다. 소주잔 1잔을 1회분으로 1일 1~2회씩, 20~25일, 심하면 1개월 이상 공복에 복용한다.

죽순주
(竹筍 : 주순)

만드는 법

❶ 약효는 뿌리줄기 햇순에 있다.

❷ 뿌리줄기는 늘 채취가 가능하나 죽순은 5월이 적기이다. 그늘에 말려 사용한다.

❸ 주로 생으로 사용하는 것이 좋고, 5~6월경에 채취하는 것이 좋다.

❹ 생으로 사용할 경우 뿌리줄기 160g, 햇순은 200g 정도 각각 소주 1.8ℓ에 넣어 밀봉한다.

❺ 6~10개월 숙성시킨다.

적용

❶ **해수** : 기침을 심하게 하는 경우이다. 소주잔 1잔을 1회분으로 1일 1~2회씩, 7~15일 정도 공복에 복용한다.

❷ **근골위약(筋骨萎弱)** : 힘줄이 댕기는 병증으로 열이 생겨서 담즙이 지나치게 많이 나와 입이 쓰고 힘줄이 당긴다. 소주잔 1잔을 1회분으로1일 1~2회씩, 20~25일 정도 공복에 복용한다.

쥐똥나무주
(水蠟果 : 수랍과)

만드는 법

① 가을에 열매를 채취하여 햇볕에 말린다.

② 열매는 완전히 건조된 것만을 사용한다.

③ 말린 열매 180g을 소주 1.8ℓ에 넣어 밀봉한다.

④ 6~8개월 가량 숙성시킨다.

⑤ 설탕 100g 정도 첨가한다.

적용

① **토혈** : 위나 식도의 질환으로 구토를 하면서 피를 토하는 경우이다. 소주잔 1잔을 1회분으로 1일 1~2회씩, 4~5일 정도 공복에 복용한다.

② **허약체질** : 몸은 크고 살이 쪘지만 근육이 단단하지 못하거나 체격이 약해 보이는 체질을 말한다. 소주잔 1잔을 1회분으로 1일 1~2회씩, 20~25일 정도 공복에 복용한다.

진달래주
(杜鵑花 : 두견화)

만드는 법

❶ 약효는 꽃과 뿌리에 있다.

❷ 꽃은 3~4월에 채취한다. 채취한 뿌리는 씻어서 말려 사용한다.

❸ 생꽃 500g을 설탕 50g과 함께 사용한다.

❹ 뿌리는 말린 것으로 160g 정도를 소주 1.8ℓ에 넣어 밀봉한다.

❺ 꽃은 3~5개월, 뿌리는 6~8개월 정도 숙성시킨다.

적용

❶ **월경이상** : 월경 주기가 불규칙하거나 짧은 빈발성 월경, 월경 전후에 심한 복통 및 요통이 발생할 때 이 요법이 효과적이다. 소주잔 1잔을 1회분으로 1일 1~2회씩, 2~3일 정도 공복에 복용한다.

❷ **동통** : 몸이 전체적으로 아프고 쑤시는 경우이다. 소주잔 1잔을 1회분으로 1일 1~2회씩, 7~10일, 10~15일 정도 공복에 복용한다.

❸ **혈액순환** : 피의 순환을 돕기 위한 처방으로 사용한다. 소주잔 1잔을 1회분으로 1일 1~2회씩, 10~15일 정도 공복에 복용한다.

찔래주
(榮實 : 영실)

만드는 법

❶ 약효는 덜 익은 열매에 있다.

❷ 9~10일경에 햇볕에 말려두고 사용할 수 있다.

❸ 열매 말린 것 200g을 소주 1.8ℓ에 넣어 밀봉한다.

❹ 6~8개월 가량 숙성시킨다.

❺ 설탕 100g 정도 첨가한다.

적용

❶ **치통** : 치아의 통증에 효과적이다. 소주잔 1잔을 1회분으로 1일 1~2회씩, 10~20일 정도 공복에 복용한다.

❷ **산통** : 아랫배가 당기며 열이 난다. 소주잔 1잔을 1회분으로 1일 1~2회씩, 5~10일 정도 공복에 복용한다.

❸ **통경** : 오줌 소태증 또는 초경으로 심한 통증이 오는 경우이다. 소주잔 1잔을 1회분으로 1일 3~5회 정도 공복에 복용한다.

칡주
(葛根 : 갈근)

만드는 법

❶ 꽃, 열매, 뿌리 등에 약효가 있다.

❷ 뿌리를 사용하여 생으로 쓰거나 햇볕에 건조시켜 사용한다.

❸ 생뿌리 300g, 말린 뿌리는 230g을 각각 소주 1.8ℓ에 넣어 밀봉한다.

❹ 5~6개월 가량 숙성시킨다.

❺ 설탕 120g 첨가한다.

적용

❶ **식중독** : 먹은 음식물에서 생긴 독성 때문에 음식물을 토하거나 배가 몹시 괴롭고 심하면 통증이 오면서 전신이 마비된다. 설사가 매우 심해지는 증세이다. 소주잔 1잔을 1회분으로 1일 1~2회분으로 1일 2~3회 정도 공복에 복용한다.

❷ **신경쇠약** : 신경계가 피로에 의해 약해진 상태이다. 소주잔 1잔을 1회분으로 1일 1~2회씩, 10~15일 정도 공복에 복용한다.

❸ **주독** : 술에 중독되어 얼굴에 붉은 반점이 생긴다. 소주잔 1잔을 1회분으로 1일 1~2회씩, 10~20일 정도 공복에 복용한다.

팽나무주
(僕楡枝 : 복유지)

만드는 법

❶ 약효는 나무껍질에 있다.

❷ 연중 채취가 가능하다.

❸ 생나무 껍질 230g을 소주 1.8ℓ에 넣어 밀봉한다.

❹ 6~10개월 가량 숙성시킨다.

❺ 설탕 100g 정도 첨가한다.

적용

❶ **대하** : 여성의 생식기에서 나오는 액체 분비물이 많아져 질밖으로 흐르는 현상을 말한다. 소주잔 1잔을 1회분으로 1일 3~4회 정도 공복에 복용한다.

❷ **대변불통** : 대변을 2일 이상 보지 못하는 경우이다. 소주잔 1잔을 1회분으로 1일 1~2회씩, 5~10일, 심하면 10~15일 정도 공복에 복용한다.

❸ **이뇨** : 소변이 잘 나오지 않을 때의 처방이다. 소주잔 1잔을 1회분으로 1일 1~2회씩, 7~10일 정도 공복에 복용한다.

포도주
(葡萄 : 포도)

만드는 법

❶ 소주 1.8ℓ 에 생포도를 50대 50분량으로 충분히 잠길 수 있도록 채운다. 또는 생포도와 설탕을 50대 50으로 채우고 병마개는 밀봉한다.

❷ 3개월 정도 숙성시킨 다음 냉암소에 보관한다.

❸ 포도주는 오래 묵힐수록 좋다.

적용

❶ **속근골** : 뼈와 살을 튼튼히 하거나 과로로 인해 허리와 하체를 움직이지 못하는 증세를 고치기 위한 처방이다. 소주잔 1잔을 1회분으로 1일 1~2회씩, 10~15일 정도 공복에 복용한다.

❷ **식욕부진** : 소화기 질환으로 식욕이 없는 경우이다. 소주잔 1잔을 1회분으로 1일 1~2회씩, 5~10일, 심하면 20일 정도 공복에 복용한다.

❸ **요혈** : 오줌에 피가 섞여 나오는 증세이다. 소주잔 1잔을 1회분으로 1일 1~2회씩, 7~10일 정도 공복에 복용한다.

하늘타리주
(瓜蔞 : 과루)

만드는 법

❶ 열매나 뿌리에 약효가 있다.

❷ 10~11월경에 열매를 채취한다. 뿌리는 연중 언제나 채취할 수 있다.

❸ 채취한 열매에서 씨를 빼낸 후 과육을 햇볕에 말린다.

❹ 열매 건조한 것 200g, 생 뿌리 180g, 건조한 뿌리 150g을 각각 소주 1.8ℓ에 넣어 밀봉한다.

❺ 5~6개월 가량 숙성시킨다.

❻ 설탕 적당량을 첨가한다.

적용

❶ **늑막염** : 늑막염 증세에 이롭다. 소주잔 1잔을 1회분으로 1일 1~2회씩, 7~15일 정도 공복에 복용한다.

❷ **젖 부족** : 산모에게서 젖이 잘 나오지 않는 증상이다. 소주잔 1잔을 1회분으로 1일 1~2회씩, 10~15일 정도 공복에 복용한다.

❸ **혈담** : 기침이 심하여 가래에 피가 섞여 나오는 증세를 말한다. 소주잔 1잔을 1회분으로 1일 1~2회씩, 7~10일, 증세가 심하면 20일 정도 공복에 복용한다.

해당화주
(玫瑰花 : 매괴화)

만드는 법

❶ 약효는 꽃과 열매, 뿌리에 있다.

❷ 꽃과 열매는 5~7월에, 뿌리는 수시로 채취할 수 있다.

❸ 꽃은 신선한 것을 사용하며, 열매와 뿌리는 그늘에서 말린다.

❹ 생화는 250g, 말린 뿌리는 180g을 각각 소주 1.8ℓ 에 넣어 밀봉한다. 꽃은 3~4개월, 열매는 5~6개월, 뿌리는 6~8개월 정도 숙성시킨다.

적용

❶ **보간(保肝)** : 간을 보하는 데 약술이 효과적이다. 금주하며 다음 처방을 따른다면 좋은 효과를 볼 수 있다. 소주잔 1잔을 1회분으로 1일 1~2회씩, 20~25일 정도 공복에 복용한다.

❷ **통경(通經)** : 오줌 소태나 초경에 심한 통증이 오는 경우로 소주잔 1잔을 1회분으로 1일 1~2회씩, 5~10일 정도 공복에 복용한다.

❸ **혈폐(血閉)** : 폐경의 시기가 아님에도 월경이 그치는 경우이다. 소주잔 1잔을 1회분으로 1일 1~2회씩, 5~10일, 심하면 20일 정도 공복에 복용한다.

『동의보감』(東醫寶鑑)과 허준(許浚)에 대하여

● 『동의보감』의 우수성

『동의보감』은 선조가 임진왜란이 끝난 후 질병 치료와 의학 발전을 위해 1596년에 허준을 비롯하여 정직, 양예수, 김응탁, 이명원, 정예남에게 명하여 편찬을 시작하였다. 그러나 이듬해 정유재란이 일어나 의서 편찬이 중단되자, 선조는 허준에게 단독으로 편찬하도록 명하여, 내의원에 편집국을 설치하고 착수한 지 14년만인 광해군 2년(1610년) 8월에 모두 25권 25책을 완성하여 광해군 5년(1613) 내의원에서 훈련도감의 개주갑인자(改鑄甲寅字)로 간행하였다.

그 동안 조선시대의 의학은 『향약집성방』, 『의방유취』, 『의림 촬요』를 주로 삼아왔는데, 『향약집성방』과 『의방유취』는 내용이 거창하여 활용하기 어려웠고, 『의림촬요』는 너무 간단하여 치료 처방 응용에 미흡하여 이에 대한 미비함을 보완한 것이 동의보감이다.

편집 내용을 살펴보면, 『동의보감』은 『향약집성방』이나 『의방유취』, 『의림촬요』처럼 각 병증 등을 중심으로, 한 병문(病門)으로만 나누지 않고 현대 임상의학의 분류 방법과 비슷하게 크게 5개 부문으로 세분하였다.

즉, 내경편(內景篇 : 내과), 외형편(外形篇 : 외과, 안과, 이비인후과, 피부과, 비뇨기과), 잡병편(雜病篇 : 병리학, 진단학, 대중치료, 구급법, 전염병과, 부인과, 소아과), 탕액편(湯液篇 : 임상약물학), 침구편(針灸篇 : 경혈부위와 침구요법) 등으로 다루었다.

그리고 항목 배정에는 가능한 환자들이 가장 많이 호소하는 병증을 우선으로 하고, 또 병증의 증상에서는 그 원인, 진단, 처방을 손쉽게 참고할 수 있도록 배열하였다.

특히, 그 처방이 자세할 뿐만 아니라 출전(出典)을 소상히 밝혔고, 때에 따라서는 민간의 속방(俗方)이나 자신이 체험한 비방(秘方)을 붙여서 치료 효과를 높이게 하였다.

이 책은 단순한 임상의서가 아니라, 중국 의학의 기본 이론을 완전히 흡수하고 여기에 금(金) · 원(元) 의학과 우리 의술 및 약재를 합하여 만든 의서로서 한민족 의학의 총합이라 할 수 있다.

첫째, 종래 의학의 공상적(空想的) 이론을 배격하고 실용성을 중요시하여 극히 과학적 입장에서 당시 의학계의 전 지식을 정리하였다.

둘째, 향약의 중요성을 인식하여 이에 대한 이용과 보급을 강조하였으며, 이를 위해 탕액편에 있는 향약 중 640 가지의 이름을 한글로 표기하고, 누구나 쉽게 이용하게 함으로써 민족 의학을 부흥시키고자 하였다.

셋째, 80여 종의 국내외 의서를 참고하여 편찬했기 때문에 내용이 풍부하여 임상의(臨床醫)에게 매우 유용하게 활용하도록 하였다.

넷째, 우리 의학 수준을 세계에 과시하였다. 즉, 병증에 따라 병에 대한 해설과 약 처방을 모두 수록하였고, 출전(出典)과 민간처방, 본인의 경험 처방까지 기록하여 의원들의 욕구를 충족시킬 수 있었기 때문에 국내는 물론 중국과 일본에서도 여러 차례 간행되었으며, 우리나라 사람의 저술이 이렇게 많은 사람에게 읽히기는 이 책이 처음이다.

다섯째, 이 책에서 허준은 우리나라 의학을 하나의 독립된 의학으로 간주하고 있다. 그는 중국 의학을 북의(北醫)와 남의(南醫)로 나누고, 우리나라 의학은 동의(東醫)라 하였는데, 그것은 조선이 단지 동쪽에 있다는 지역적인 이유에서가 아니라 독자적으로 의학을 연구하여 왔기 때문에 '동의'라 부를 수 있다고 하여, 우리나라 의학이 중국과 대등한 전통과 수준을 지니고 있음을 주장하였다.

여섯째, 이 책은 애민(愛民) 정신에 의한 민족 의학사상과 향약(鄕藥) 정책에 의한 민중의학 사상 및 양생법에 의한 예방의학 정신을 담고 있다.

이와 같이 『동의보감』은 그것이 지니고 있는 본래의 학술적 가치 이외에, 위에서 지적한 바와 같은 실용적 가치와 역사적 의의도 함께 지니고 있다.

그리고 우리 실정에 맞는 의학서라 하여 『동의보감』이라 불렀으며, 훈련도감자본으로 발행되었다. 이 책은 중국과 일본에도 소개되었고, 현재까지 우리나라 최고의 한방의서로 인정받고 있다.

● 허준의 업적

서자 출신의 신분 차별을 딛고 성의(醫聖)의 반열에 오른 허준.

임진왜란 이후엔 만연하는 질병에 고통 받던 백성들을 위해 『동의보감』과 많은 언해본 의서들을 편찬했다. 그는 유교 · 도교 · 불교의 자연관을 수용해 당시 의술의 수준을 넘어 의학을 철학으로 끌어올렸다.

허준은 당대 최고 명의로서의 경륜과 궁중 의서 500여권을 참고하여 편찬 14년만인 광해군 2년(1610년)에 25권 25책의 『동의보감(東醫寶鑑)』을 완성하였다.

허준은 『동의보감』 이외에도 여러 권의 책을 저술 · 번역하였다.

허준은 저서로 『신찬벽온방』 『언해구급방』 『언해태산집요』 등을 집필하였으며, 우리나라 의학의 학문적 · 기술적 발전에 큰 공적을 남긴 인물이었다.

그는 실사구시(實事求是)의 실증적 자세와 뛰어난 관찰력, 고전에 대한 해박한 지식을 임상의학에 연결시킴으로써 체계적이고 실용적인 의학체계를 이룩하였다.

한편으로는 허준 이후의 의학자들에 막대한 영향을 끼쳤으며, 의학이 민간으로 쉽게 파급되는 계기를 마련하였으니, 우리나라 의학사상 일대 전환기를 마련하며 현재까지도 '동양(東洋)의 의성(醫聖)'으로 추앙받고 있다.

● 『동의보감』 줄거리

광해군 2년 1610년에 허준에 의해 25권 25책 3127면으로 편찬된 책이 바로 『동의보감』이다.

이 책은 그 당시의 의학 지식을 총망라한 임상의학의 백과전서로서 내경. 외경. 잡병. 탕액. 침구 등 5편으로 구성되어 있으며, 5대 강편 아래에 질병에 따라 항과 목을 정하여 그 항목 밑에는 해당하는 병론과 처방들을 출전과 함께 자세하게 열거하여 각 병증에 관한 고금의 처방을 일목요연하게 파악할 수도 있도록 하였다.

그리고 각 병증에 따른 단방(약물이 하나의 처방)과 침구법을 덧붙여 기술하였고, 경우에 따라서는 자신의 경험을 기록하여 책을 보는 이로 하여금 실용화할 수 있도록 기술하고 있다. 이 책은 편찬 과정에서 각 병증의 항과 목이 병증을 중심으로 열거되어 있다.

예를 들면 내경편의 진액항에 한증을 보면 먼저 그 맥법과 원인을 밝히고 그 다음에 자한, 도한, 두한, 심한 수족한, 음한, 형한, 황한으로 한증을 8목으로 분류하여 임상의들이 환자를 대했을 때 이 책만 있으면 많은 책을 참고하지 않더라도 쉽게 고금의 의서들을 열람하는 효과를 얻을 수 있도록 하였다.

동의보감 : 조선 중기 태의(太醫) 허준(許浚)이 지은 의서.

1613년 내의원에서 훈련도감의 개주갑인자(改鑄甲寅字)로 간행하였다.

5개 강목으로 나뉘어 있는데, 내경편(內景篇) 6권, 외형편(外形篇) 4권, 잡병편(雜病篇) 11권, 탕액편(湯液篇) 3권, 침구편(針灸篇) 1권이다.

내경편에는 내과에 딸린 질병, 수양, 양로병들과 목록이 부기되어 있고, 외형편에는 외과적 질병이, 잡경편에는 내과질환과 외과질환이 함께 적혀 있고, 부인과, 소아과가 따로 첨부되어 있다.

탕액편에는 탕액서례(湯液書例)를 기록하고, 약물을 수부(水部), 토부(土部), 곡부(穀部) 등으로 나누어 속명을 붙이고 약성, 약미, 약독의 유무 및 약효와 채취시기 등을 기록하였다.

침구편에는 약물학, 침구술 등에 관한 지식을 거의 포괄하였다.

편집은 5대 강편 아래 질병에 따라 항, 목을 정하고 각 항목 아래에 병론과 약방들을 출전과 함께 자세히 열거하여 그 병증에 관한 고금의 처방을 한눈에 파악할 수 있도록 하였으며, 각 병증에 따르는 단방(單方)과 침구법을 부기하였다.

특히 주목할 것은 각 병증의 항과 목이 주로 증상을 중심으로 기술되어 있다는 점이다.

이 책은 출간된 뒤 청(淸)나라와 일본에서 여러 번 번각되었으며, 한국인이 저술한 책 중에 중국인, 일본인들에게 가장 널리 읽힌 책으로 꼽힌다.

제22~24권의 3권 3책은 탕액편으로 향약명(鄕藥名) 649개가 한글로 적혀 있어 국어사 연구에 도움을 준다.

● **허준[1546~1615]의 생애**

조선 선조(宣祖)~광해군(光海君) 때의 한의사.

명종(明宗) 1년(1546년) 3월 5일에 허론의 차남 서자로 출생하여 선조 7년(1574) 의과에 급제하여 이듬해 내의를 지냈으며, 양평군보국충근정량호성공신 3등을 제수 받았다. 선조 8년부터 동(同) 23년에 이르도록 왕을 치료한 공으로 녹피(鹿皮)를 하사 받고 품계를 받았다.

선조 25년 임진왜란(壬辰倭亂) 때에 왕을 수행하여 공을 세웠으며, 동(同) 29년에는 선조의 명으로 유의(儒醫) 정작(鄭碏), 태의(太醫) 양예수(楊禮壽), 김응탁(金應鐸), 이명원(李命源), 정예남(鄭禮男) 등과 함께 『동의보감(東醫寶鑑)』을 찬(撰)하라는 명을 받았다.

동(同) 34년에 어의(御醫)로서 정헌대부 지중추부사에 임명되고, 동(同) 34년에 선조(宣祖)의 명으로 찬(撰)한 『구급방(救急方)』을 언해(諺解) 간행하였으며, 또 동년에 『언해두창집요(諺解痘瘡集要)』를 찬하였다.

동(同) 41년 정월에 『언해태산집요(諺解胎産集要)』를 개편하였다.

광해군 원년 11월에 내의원(內醫院) 수의(首醫)가 되었다. 동(同) 2년 8월에 『동의보감(東醫寶鑑)』을 완성하였고, 광해군 5년 10월에 『신찬벽온방』을 편찬하였다.

그는 중국의 금원시대 의학을 받아들여 이를 종합 정리하여 자주적 의학으로 발전할 수 있는 기틀을 마련했다.

광해군 7년(1615년)에 서거하니 향년 70세였다.

● **허준의 생**

–1546 명종 원년 1세 서울 강서구 가양동에서 출생.

–1575 선조 8년 30세 명의 안광익과 함께 왕의 병 진찰.

–1581 선조 14년 36세 찬도방론맥결집성(纂圖方論脈訣集成) 4권 4책 교정 개편.

–1590 선조 23년 45세 왕자의 병 고침. 당상관에 오름.

–1592 선조 25년 47세 임진왜란 발생, 임금의 파천에 함께 동행.

–1592 선조 29년 51세 왕이 의서의 총정리 편찬 명령.

–1605 선조 37년 59세 호성공신(扈聖功臣) 3등으로 책록되어 양평군에 봉해짐.

–1697 선조 40년 62세 언해구급방 상하 2권 2책 개편.

–1608 선조 41년 63세 선조의 별세에 따라 수의로서 책임 묻는 요청 잇따랐으나 광해군이 듣지 않음. 언해태산집요 찬.

–찬술, 언해두창집요 개편.

–1610 광해군 2년 65세 14년 만에 동의보감 완성.

–1615 광해군 7년 70세 8월에 서거. 본국숭록대부로 추증됨.